SUPERサイエンス

腸内細菌の驚愕パワーとしくみ

理化学研究所辨野特別研究室
特別招聘研究員
農学博士
辨野義己

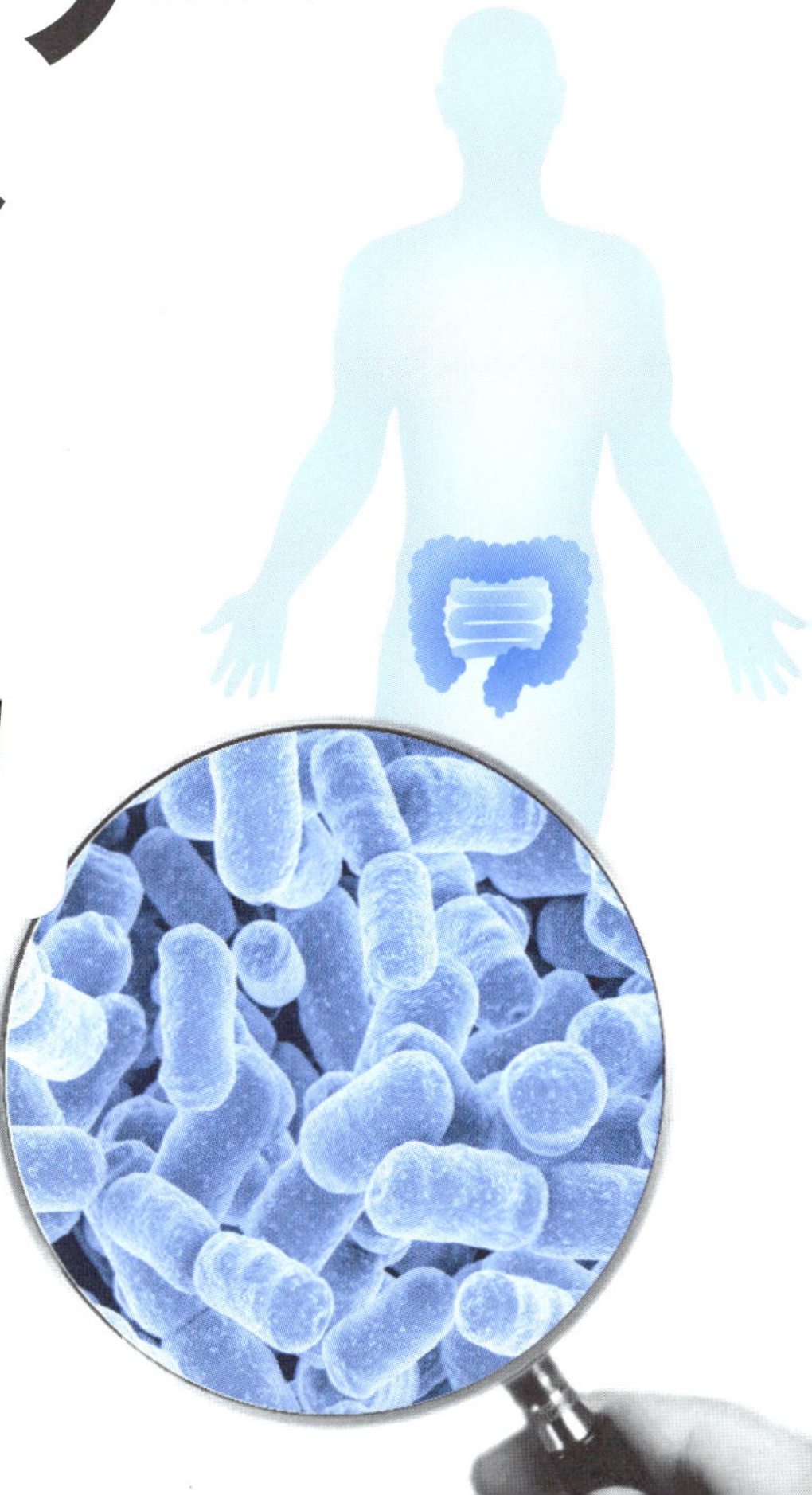

C&R研究所

■本書の内容について

- 本書の内容は、2016年4月の情報をもとに作成しています。

●本書の内容に関するお問い合わせについて

この度はC&R研究所の書籍をお買い上げいただきましてありがとうございます。本書の内容に関するお問い合わせは、「書名」「該当するページ番号」「返信先」を必ず明記の上、C&R研究所のホームページ（http://www.c-r.com/）の右上の「お問い合わせ」をクリックし、専用フォームからお送りいただくか、FAXまたは郵送で次の宛先までお送りください。お電話でのお問い合わせや本書の内容とは直接的に関係のない事柄に関するご質問にはお答えできませんので、あらかじめご了承ください。

〒950-3122　新潟市北区西名目所4083-6
株式会社C&R研究所　編集部
FAX 025-258-2801
「SUPERサイエンス 腸内細菌の驚愕パワーとしくみ」サポート係

はじめに

脳のルーツは〝腸〟であると言えば、驚かれるかもしれません。近年、腸が感情をコントロールし、腸内細菌が脳機能の発達に関与していることがわかってきました。「ああ、おなかが空いた!」と叫ぶのは、「腸の司令」なのです。その司令塔はなんと、腸内細菌なのです。

21世紀は「腸」の時代として幕を開けました。その言葉のごとく、現代医療のトップランナーに腸内細菌がいるのです。私たちの臓器の中でいちばん病気の種類が多いのは大腸です。なぜなら、そこに約1・5キロもの重さのある「腸内細菌」が、密かに、ときにはダイナミックに「生きて」いるからです。私たちは、腸内細菌というとてつもない〝パートナー〟に生かされているのです。

腸内細菌の善し悪しは、大げさな検査などしなくとも、ご自身が毎日出すウンチを目と鼻でよく観察することでわかります。

「便所は便器のある所ではなく、体からのお便りを受け取る所、お便《たよ》り所《どころ》です」と私は言いたいのです。誰に見せるものではありません。ご自身で病気の発生源である大腸の状態を確認できる格好の場所なのです。

本書を通じて、「腸内細菌の驚愕パワーとしくみ」をご理解いただき、寿命さえ左右する臓器である「腸」を制することへの一助になればと願っております。

2016年4月

辨野義己

Contents

Contents

Chapter. 2 消化器官としての腸の役割

Chapter. 3 司令塔としての腸の能力

Chapter. 4 腸内細菌の理想と現実

Chapter. 5 腸内細菌と病気の関係

Contents

Chapter. 6 腸と腸内細菌の未来

編集協力・本文デザイン　株式会社 エディポック
本文イラスト　関上絵美

Chapter. 1
腸と脳の不思議な関係

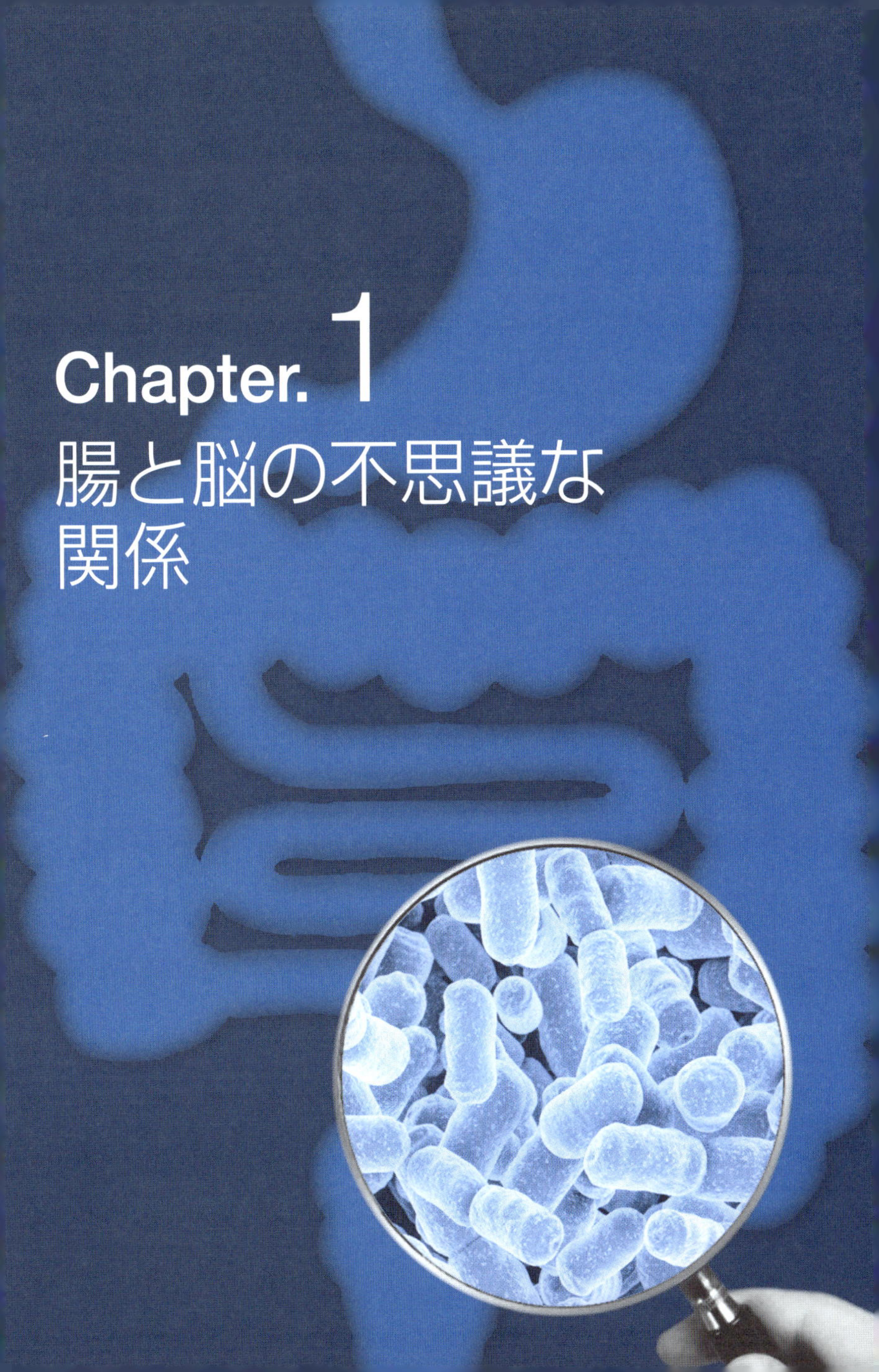

Section 01

腸から始まった生命体

脳より先に誕生した腸

腸とは、消化する臓器。しかし…

腸とは、どのような臓器なのでしょうか。胃で消化された食べ物が運ばれ、さらに消化を進め、栄養として体に吸収し、その残りを排泄する器官です。腸は、栄養分を吸収する小腸と、残りの水分やビタミンを吸収して排泄する大腸の2つに大別できます。小腸は約6メートル。内側は絨毛《じゅうもう》というヒダに覆《おお》われていて、そこから栄養分を吸収し全身へ送る役目を持っています。大腸は約1・5メートルです。小腸で吸収し切れなかった食べ物のカスや水分がここで吸収され、便となり排泄されます。

しかし、それだけではありません。腸は奥深いのです。消化吸収・排泄という次元を超えた作用を体にもたらしています。

●腸の構造

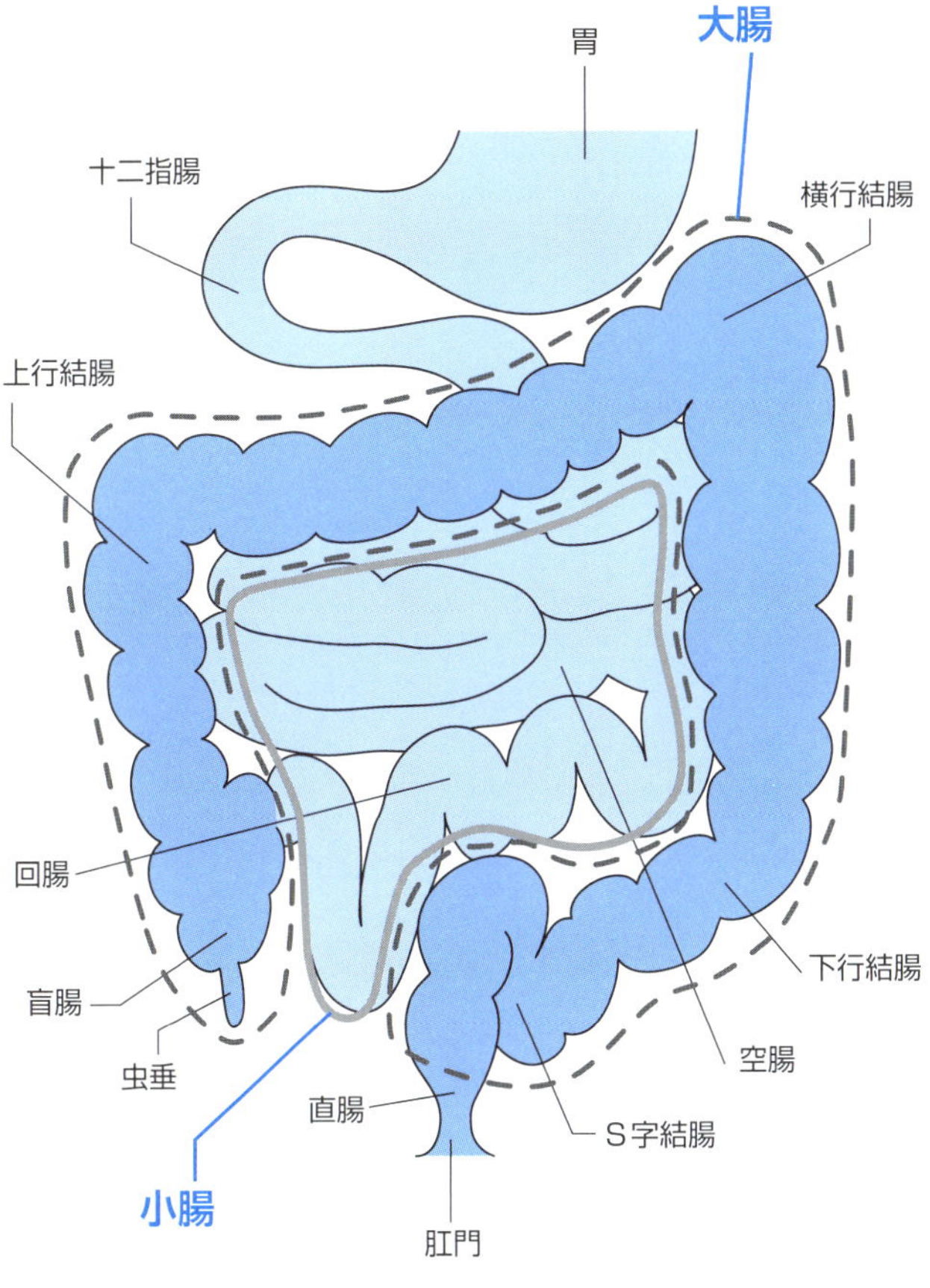

生物は腸から始まった

ヒトはアタマで考えてカラダに司令を出し、いろいろな行動を起こします。脳という〝王様〟が君臨しているからですが、その脳もなんと、腸から進化したものです。

生物は、40億年前に海で誕生しました。初めは1つの細胞でしかなかった生命体は進化を続け、そのうちに身を寄せ合って協力して生きていくほうが長生きできることに気づきました。海水をより効率的に吸い込み、海水からの養分を取り込むために、身を寄せ合って風船のような構造をつくりました。この風船こそが腸の元祖なのです。

そして、だんだんと管《くだ》の形に姿を変えて

●細胞から管（くだ）へ

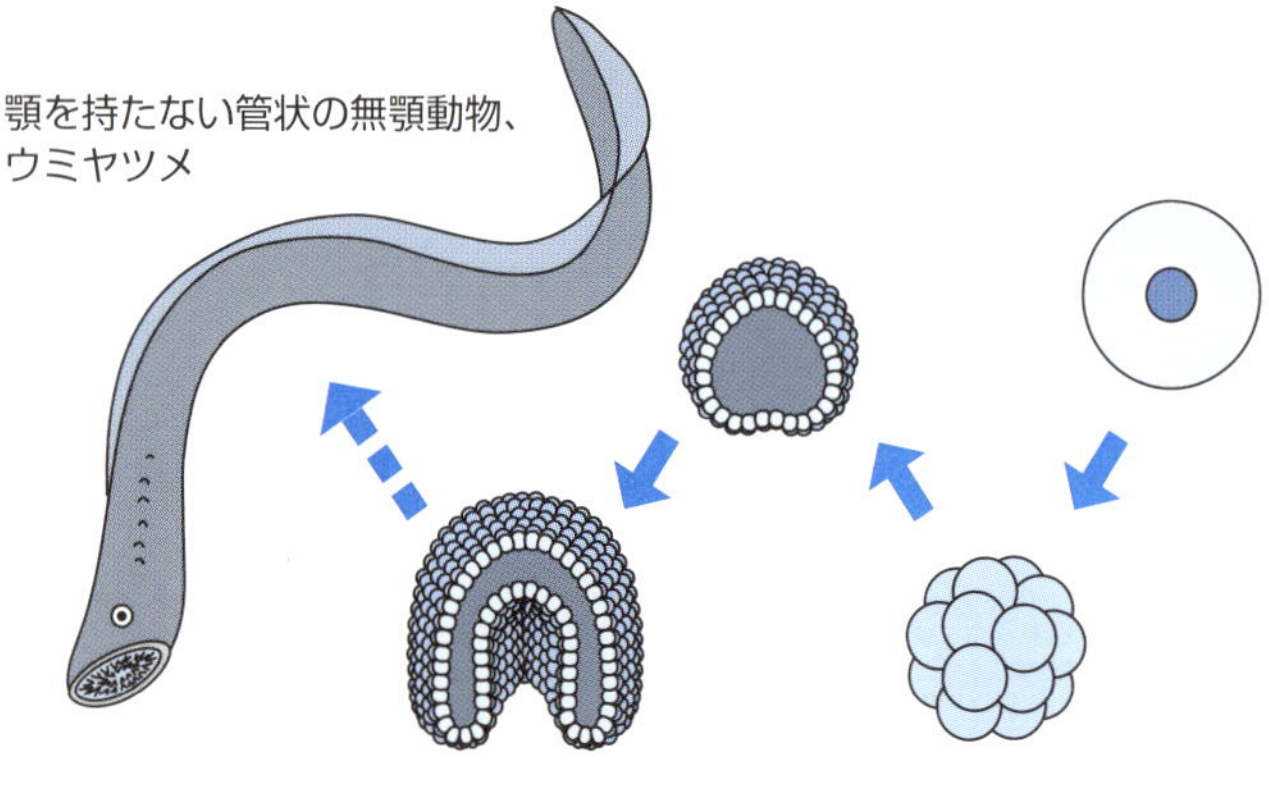

1つの細胞だった生命体は、進化し続けて管に。

いきます。

さらに、この腸を動かすために「神経細胞」というものが生まれ、現在、腸の外壁には無数のネットワーク神経が存在しています。大根に女性の網タイツを履《は》かせたような姿を想像してみてください。ストッキングの網目がネットワークです。いかに細かな神経が腸を支配しているかが理解できるでしょう。腸は、この神経ネットワークによって、脳から独立して働く臓器です。

脳は、この神経細胞がさらに進化を遂げることで生まれたのです。

腸は「第二の脳」!?

このように、生物には最初、脳がありませんでした。最初に備わった器官は腸で、脳ができたのはほんの5億年ぐらい前なのです。

同じように、ヒトの生命が誕生するとき、胎内で最初につくられるのは脳ではなく、腸です。さらに、つくられた順序だけではなく、脳の及ばない活動もしています。腸が「第二の脳」と呼ばれる大きな理由はそこにあるのですが、その驚くべき働きは、後ほど詳しく説明します。

脳内伝達物質までも腸が

腸は、消化・吸収を担う小腸と、便をつくる大腸から成っています。小腸には細菌やウイルスから体を守る免疫機能が備わっていますが、大腸はしくみが複雑ではないため、これまでの研究界では重要視されてきませんでした。

しかし、近年になり大腸の働きが健康に大きな影響を及ぼしていることがわかってきました。それについては、この本の中でたっぷり説明していきます。腸は、単なる消化器官ではなく「第二の脳」なのですから、さまざまな重要な働きをしています。

脳に幸福を感じさせる物質は、脳内伝達物質の「ドーパミン」や「セロトニン」だといわれています。それらはもともと腸内細菌の伝達物質でした。腸は、脳ができたときにその一部を脳に受け渡したのです。今でも、セロトニンやドーパミンは実はほとんどすべて腸でつくられています。セロトニンは腸の中に全体の90％ほどが存在しますが、脳には2％しかありません。そのわずか2％のセロトニンが減ることで、うつ病になるとされているのです。

腸は「第一の脳」⁉

少し難しくなりますが、「腸こそ第一の脳だ!」と思えるような話をしようと思います。

私たちヒトを含む哺乳類は、脊椎《せきつい》動物です。脊椎動物の特徴は、多数の椎骨《ついこつ》がつながった脊椎をもち、脳と脊髄《せきずい》からなる中枢神経をもつことです。

脳と脊髄をつくる多数の神経細胞には、情報を伝達したり処理したりという役割がありますが、この神経細胞は、生命の長い歴史の中でヒトデやクラゲ、イソギンチャクなどが属する「腔腸《こうちょう》動物」で発生したといわれています。

腔腸動物には、脳も胃も肝臓も肺もありません。それでも、エサをつかまえ、それを消化して生きていけるのはなぜでしょう。腸だけの動物も生きていくためには栄養分を取らなければなりません。「お腹が減った」と感じて「栄養分を取れ」と指示するのはどこなのでしょう。すべて腸が感じて考え、司令を出しているのです。

中枢神経への道

「ヒドラ」という生物がいます。淡水に生息する無脊椎動物で、ほとんど腸だけできており、ミジンコを食べて生きています。ヒドラは腸に沿う形で神経細胞のネットワークを持っていますが、その構造は哺乳類の腸によく似ています。

腔腸動物に次いで、ウニ、ナマコ、ヒトデなどの無脊椎動物や棘皮《きょくひ》動物に原始的な神経ネットワークが出現し、そこからナメクジウオやホヤなどの尾索《びさく》類がもつ神経管という器官ができ、さらに脊椎動物にみられる脊髄と脳という中枢神経系へと進化していったと考えられています。

生きるためから考える脳へ

あらためて生物について考えてみると、最も重要なのは、当然ながら生きることで

●腔腸動物はやがて中枢神経を持つ脊椎動物へと進化

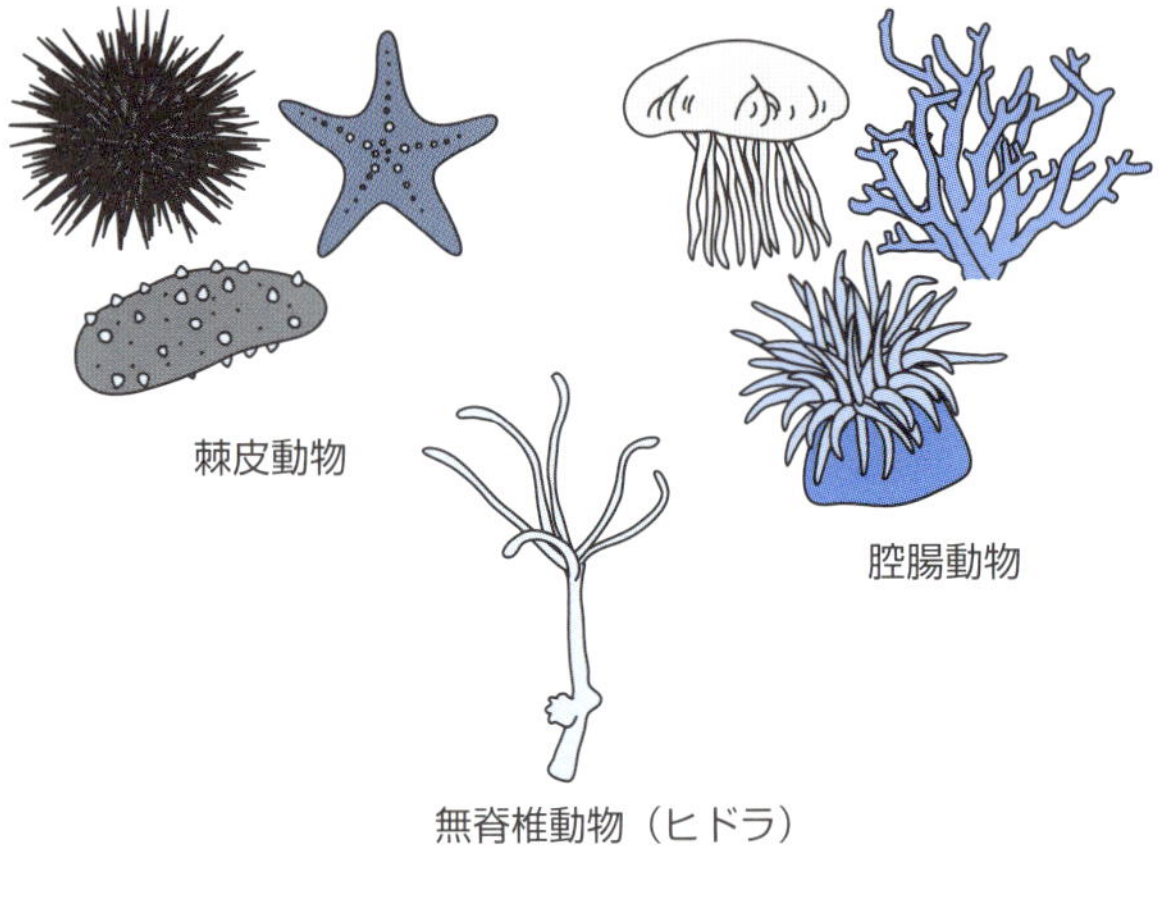

す。そのためには栄養を取り入れなければなりませんが、光合成によって太陽光をエネルギーに変えられる植物とは違って、動物は他の生物を食べて栄養に変えなければなりません。そう考えると、腸という器官が動物にとって最初に獲得しなければならない臓器だったこともうなずけます。

食物を取り込み、消化し、不要なものを排泄するという一連の働きも、何らかの情報伝達がなければ制御できません。先ほど触れた、空腹感や満腹感の伝達にかかわることです。だからこそ、消化器官である腸に、情報を伝達するための神経細胞が最初に現れたのでしょう。それが進化の過程で複雑なネットワークを形成していき、やがて脳という器官が形成されたのです。

このようにみてくると、腸が「第一の脳」と言ってもいいのではないか、とさえ思いますね。日本語には「腹を探る」「腑《ふ》に落ちない」といったように、内臓と思考を結びつける表現があります。われわれの先人たちはすでに、おなかも考える器官であるということに気づいていたのかもしれません。

Section 02

自らが司令塔

脳の司令がなくても腸は動く

腸は考える臓器

腸は、脳ができる前から神経系を発達させてきた臓器なので、その働きは食べ物を消化吸収するだけではありません。たとえば、腐ったものが腸に入ると腸は危険を察知し、自ら下痢を起こします。下痢が突然襲ってきて困ることがあるのは、腸が独立して働いている証拠です。

腸だけで対応できない場合には、腸から脳へ嘔吐を促すメッセージを送り、腐ったものを吐き出すように体を機能させます。腸は自分で考えて自らを動かすことも、腸から全身へと指令を出すこともできるのです。

脳よりエライ？　腸の存在

腸から発展した脳は長い年月をかけて進化し、神経やホルモン分泌などを通じて全身に司令を出すようになりました。脳は身の危険を察知すると、血圧を上げて突発的な動きができるようにするなど、瞬時に全身を変化させることができます。

しかし、脳の発達も、腸を支配下に置くまでには至っていません。腸が考え、免疫を司《つかさど》り、食べ物を消化しているということです。

●脳の支配を受けない腸

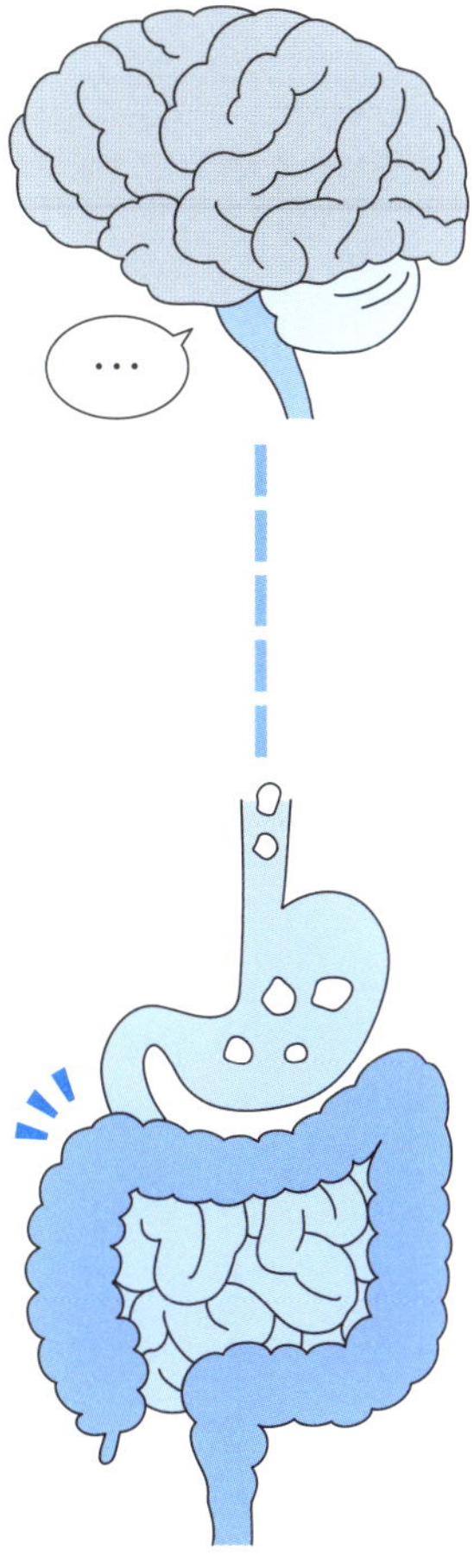

脳からの司令がなくても、食物が
体内に入ってくると腸は働く

一般的には、ヒトの身体は脳の指令が神経に伝わって、身体や臓器を動かしていると思われています。しかし、腸の司令は脳に優先しているのです。脳の司令は腸には行かず、反対に、腸の司令は脳に届きます。極端にいうと、脳は「随意筋《ずいいきん》」という意識的に動かす筋肉に司令を出すために発達した臓器の一つに過ぎないのです。

意識しなくても動き続ける腸

腸は、ヒトが意識しなくても動き続けています。もし、脳が体のすべてを司っているのであれば、脳が腸の動きを促したり休めたりできそうなものですが、それはできません。なぜなら、腸が休むと、中にある内容物が腐ってしまい、体に多大な影響を与えることになるからです。

一方で、腸は生きることとの最前線にいる臓器なので、たとえば、がんやアレルギー、免疫の不調、ホルモンの具合が悪くなれば、不妊症や不眠症、更年期障害などの発症源となることがあります。さらに、神経系に問題が生じて、心身症などさまざまな病気を引き起こすこともありえます。

単なる「クダ」ではない

ここで、腸について学問的にみてみましょう。

1970年代は、腸は単なる「管《くだ》」という認識でした。内科の研究においても、心臓や脳が花形でした。しかし80年代に入ると、「腸にも脳のような機能があり、感情や脳の機能さえも腸がコントロールしている」という学説が注目を浴びるようになりました。学問の世界でも、腸には脳と同じような機能があることに俄然《がぜん》注目が集まったのです。

神経の網の目でコントロール

15ページで述べた通り、腸の外側は網状になった神経の束に包まれています。この束は縦横無尽につながっていて、交差するところには「ニューロン」という情報処理を行う神経細胞があります。これに加え、「パラニューロン」という感覚細胞もあり、こちらは網状ではなく点状に散らばっています。ニューロンとパラニューロンを合わせると、実に1億個以上の神経細胞が独自の働きをしており、自らの〝意思〟で動くことができます。

食べたものが腸に運ばれてくると、腸が成分を認識して、肝臓や膵臓《すいぞう》、胆嚢《たんのう》に司令を出し、酵素や胆汁《たんじゅう》を腸の中に注入します。そして、消化、吸収、合成など適切な活動をした後に、残りカスを肛門から排泄します。この過程で重要な作業が、有害物質をブロックして排除することです。体内に有害な物質が入っていたら、吐き出したり下痢を起こしたりして一刻も早く体内から排除しようとします。前述のように、脳に司令を出してまで、これらを体外に出すことを緊急に行います。

ちなみに、脳からの司令がなくても動ける神経を持っている臓器は腸だけで、ヒトは死んでもしばらくの間、腸が動き続けることが知られています。

Section 03

母から子へ受け継がれる腸内細菌

腸内フローラとは

腸内細菌叢《そう》のバランスに着目

胃腸の調子が悪い、疲れやすい、体調がすぐれない……。せわしなくストレスの多い現代の生活を送る中で、さまざまな悩みを抱える人が増えています。病院を受診しても原因が特定されず、余計に不安になってしまうこともあります。

そこで注目されているのが、「腸内細菌叢」です。叢とは「くさむら」のこと。腸内には1000種類以上の細菌が600兆〜1000兆個いるとされており、そのバランスが体調に影響しているということが明らかになっています。健康な人の腸内環境は、善玉菌・悪玉菌・日和見菌《ひよりみ》(よくわからない未知の細菌)それぞれがバランスよく保たれています。まるで花畑のようであることから「腸内フローラ」とも呼ばれます。腸内フローラの中の細菌たちは、さまざまな働きでヒトの健康に多大な影響を与えています。

母親から受け継ぐ腸内細菌

母親の胎内にいる胎児は、無菌状態です。生まれてくるときに母親の産道に常在している膣内細菌やその周辺にいる腸内細菌を受け継ぐなどして腸管内に腸内細菌を定着させ始めます。生まれた後、食物、免疫系、環境などさまざまな影響を受けながら成長していく中で、徐々にバランスがとれた腸内細菌叢を形成していくことがわかっています。

腸内細菌は食べたものの消化・吸収に大きな役割を担っており、ヒトは生後1年以内に細菌叢が決まるとされています。腸内細菌には、前述の通り、いわゆる善玉菌、悪

●母親の腸内細菌は子へと受け継がれる

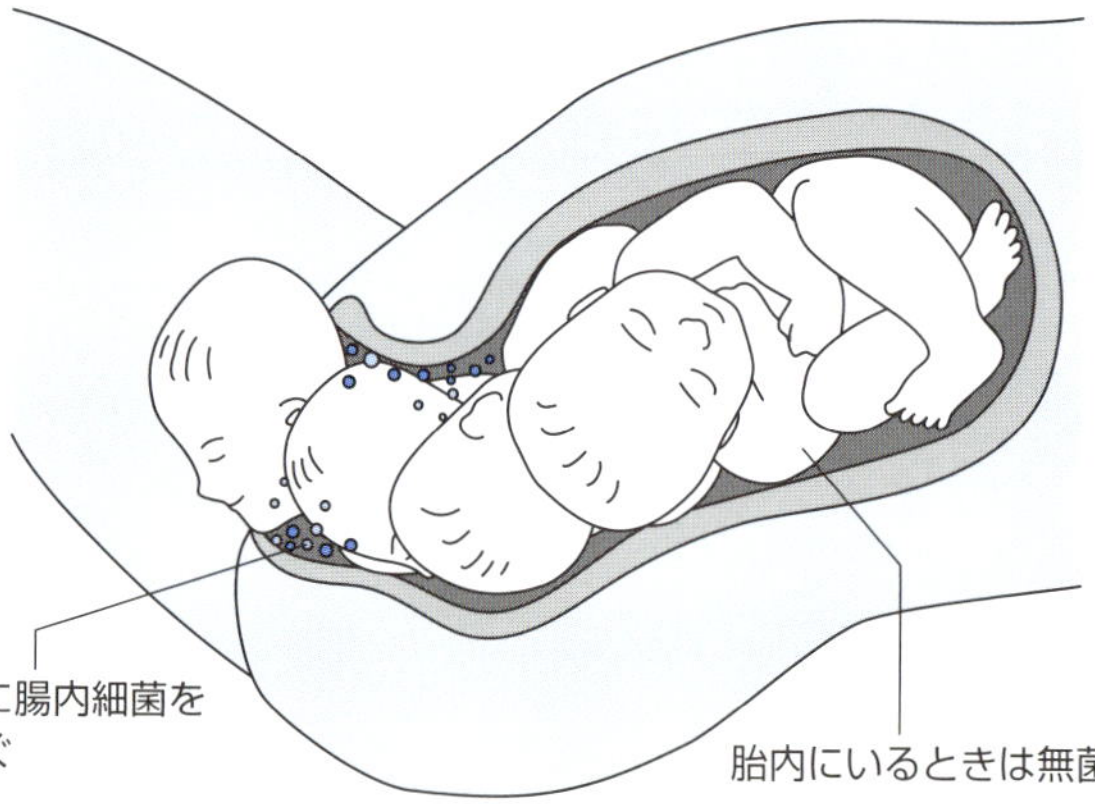
出産時に腸内細菌を
受け継ぐ
胎内にいるときは無菌

玉菌、両方になりうる日和見菌があります。このバランスが崩れると、さまざまな体調不良につながる可能性が出てくるのです。

腸内に棲息する細菌の構成は一人ひとり異なりますが、母子間ではかなり共通するパターンがあります。母から子へ受け継がれる遺伝的な要素があるため、腸内細菌を「第2の遺伝子」などと呼ぶこともあります。

良い菌も悪い菌も、どっちつかずの日和見菌も

小腸にも、酸素があってもなくても生育できる通性嫌気性の腸内細菌はいますが、その菌種や菌数はきわめて少ないことが知られています。なぜなら、小腸における酸素の存在や新陳代謝や免疫担当細胞による攻撃体制により、腸内細菌にとって生活環境が悪すぎるからです。そのかわり、大腸は酸素のない暗黒世界ですから、酸素があると生育できない嫌気性菌にとってはとても住みやすいところで、ほとんどの腸内細菌が活動しています。

健康な人間であれば、善玉菌20%、悪玉菌10%のバランスになっています。残りの70%は日和見菌で、良い働きも悪い働きもする菌種です。善玉菌が優勢だと腸内細菌の

集団（腸内フローラ）として良い働きをしますが、悪玉菌が優勢になると悪さをします。とはいっても、優柔不断なのは日和見菌だけではなく、善玉菌の中には他の菌と作用し合うと悪さをするものもありますし、逆に悪玉菌でも状況次第で良いことをするものもあるため、とても奥が深く微妙なパワーバランスを形成しているといえます。

細菌たちが生きにくい現代

腸内は、さまざまな腸内細菌をバランスよく保持させることが大切です。現代は、〝細菌たち〟には生きにくい時代です。加工品、添加物、防腐剤、水道水の塩素などの影響を受け、細菌が生きにくい腸内環境になっ

●腸内には多くの日和見菌も

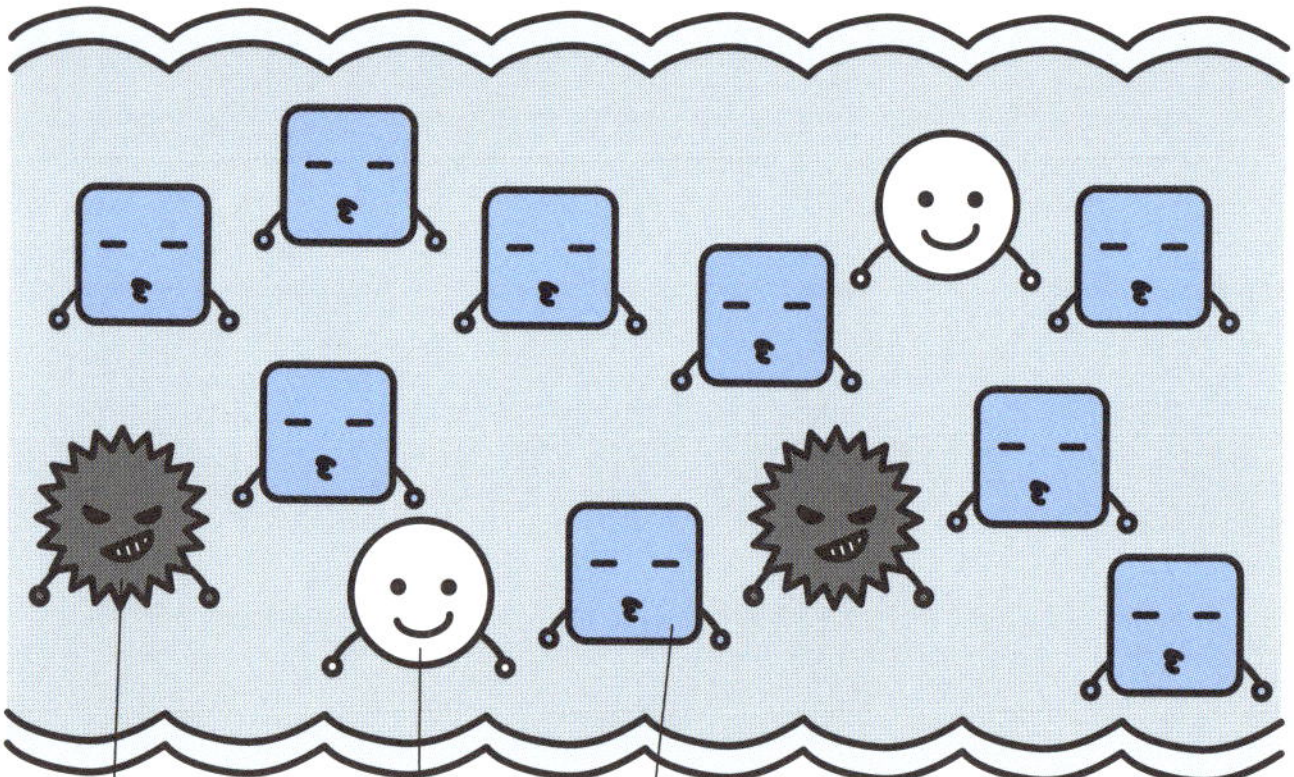

ているのです。さらに、極度の清潔好きや、子どもの頃に外遊びをしないというような生活環境から、腸内細菌のバランスは崩れがちです。

症状となって現れたときの様子はそれぞれ違います。食欲不振や胃腸の痛み、不快感など消化器官に関係することもあれば、頭痛や気持ちの落ち込み、学業や仕事への意欲減退などの精神面、さらに肌荒れや女性の生理不順などにも現れます。病院にかかっても「異常なし」と判断されるような、いわゆる不定愁訴《ふていしゅうそ》といわれる症状の大きな要因になっているともいわれます。「元気がないな」というときには、腸内細菌を整えたり、足りない栄養素を補ったりすると生活が変わってきます。

これについては、Ｃｈａｐｔｅｒ．４で詳しく述べることにします。

大腸は病気になりやすい

あらゆる臓器の中で、最も病気の種類が多いとされているのが大腸です。がんだけ取り上げても、日本人男性ではこれまで胃がんの患者数が最も多かったのですが、２０１５年の発表では大腸がん（13万５０００人）が初めて1位になりました。男女を合わせても最も多いのが大腸がんで、現在の日本人にとっていちばんかかりやすいがん、ということになります。年間死亡数では肺がんについで多く、年間約5万人が大腸がんで亡くなっているのです。多くのがんは高齢化とともに増えているのですが、世界がん基金および米国がん研究所が10年ごとに提出する「ザ・レポート」によれば、大腸がんのリスクを上げる要因として、肉・加工肉摂取の増加、野菜不足、運動不足、そしてアルコールの多飲が考えられています。

そのほかにも、大腸ポリープや難病の潰《かい》瘍《よう》性大腸炎なども起こりやすい大腸の病気です。それらの発生には、腸内細菌がつくり出す有害物質がかかわっているとみられます。これらの有害物質は腸壁から血管やリンパに吸収され、血流に乗って全身に拡散

●**有害物質は腸壁から血管やリンパへ**

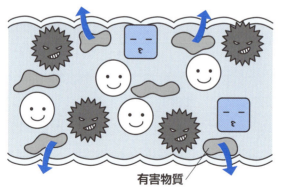

していきます。アトピー性皮膚炎や喘息《ぜんそく》、花粉症などのアレルギー性疾患、そして、自己免疫疾患である関節リウマチなどにも関与している可能性が指摘されています。

腸内細菌が免疫系を活性化

Section 04

腸管免疫系の話

消化・吸収だけではない、体全体を守る腸

腸について考えるとき、「免疫」という要素は欠かせません。免疫とは、病原菌や病原ウイルス、カビやアレルギーの元凶となる抗原まで、ヒトの体に有害なものが侵入してきたときに、その攻撃から体を守る防御システムです。免疫の機能をもつのは、血液中の白血球のような細胞もあれば、臓器全体で異物を排除する免疫系と呼ばれるものもあります。

腸は食べ物に含まれる栄養分を吸収する一方で、細菌やウイルスを見つけたら体に感染することを防ぐためにそれらを便として体外に排出するという、重要な役割も持っています。

免疫細胞の多くが腸で仕事をしており、免疫や抗体などヒトの体の免疫システムの

約60%が腸に集中しているともいわれています。

身体全体を守る腸管免疫系

腸の中に、体の中で最大の免疫系が存在するのはなぜでしょう。腸管には食べ物とともに〝外敵〟が入ってきやすいからです。特に消化・吸収の場である小腸には、大腸の100倍以上の免疫細胞が集まっています。そのため、長らく免疫の主役は小腸だと考えられていたのですが、近年は腸内細菌の研究が急速に進み、小腸と大腸の2段階で免疫が調整されていることがわかってきました。大腸も重要な役割を負っているのです。

●免疫細胞が有害物質を便として体外へ

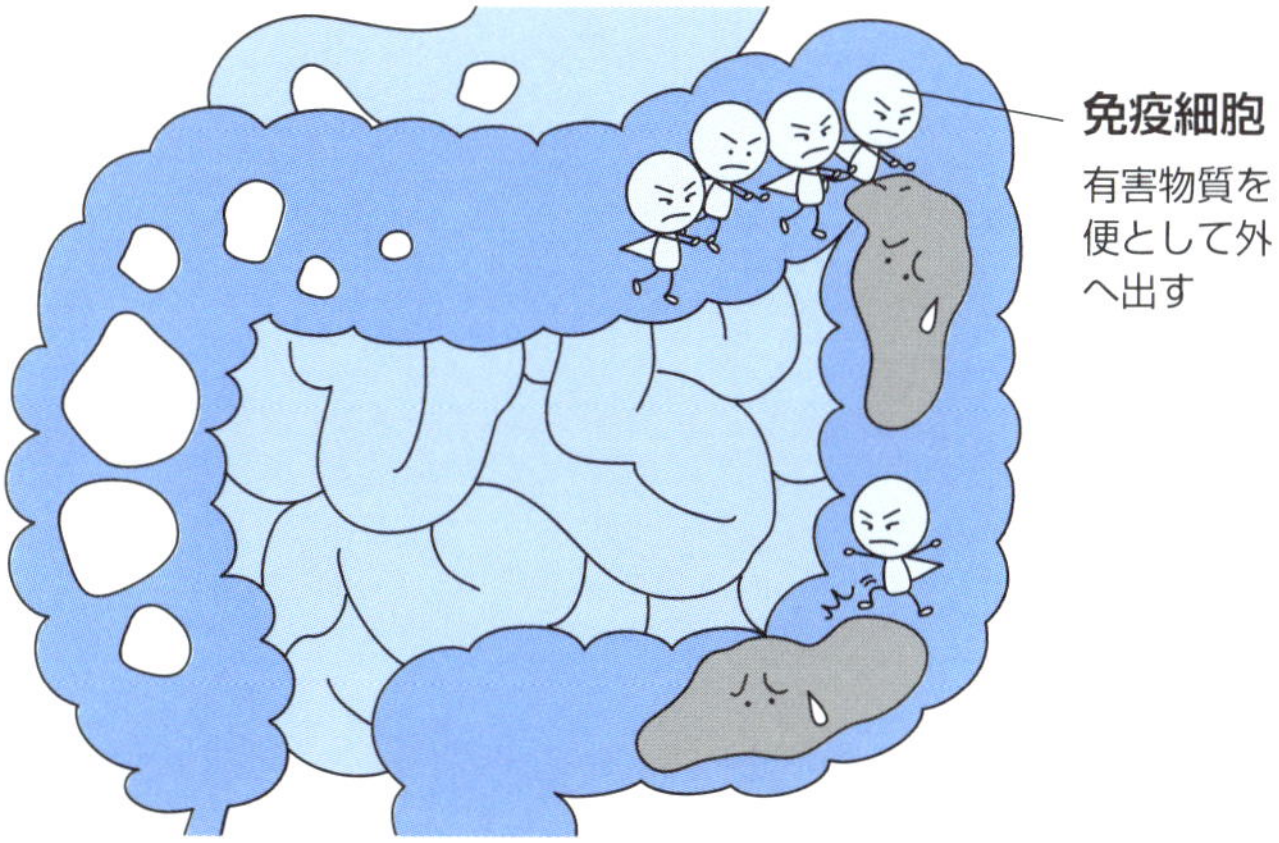

また、腸管免疫系の特徴として、広い範囲をカバーしていることがあります。ウイルスが侵入しやすい鼻《び》腔《くう》やのど、気管支などほぼ全身に、腸でつくられた免疫を供給しています。これが、腸が「免疫の司令塔」などといわれるゆえんです。

役割分担でやっつけろ！

腸管免疫系はどのように働くのかをみていきましょう。

システム的に大きく分けて、「パイエル板」「粘膜上皮細胞」「粘膜固有層」「腸管上皮」から構成されています。

まず、パイエル板は小腸の絨毛の中に存在するリンパ節が密集した固まり（リンパ小

腸管免疫系のしくみ

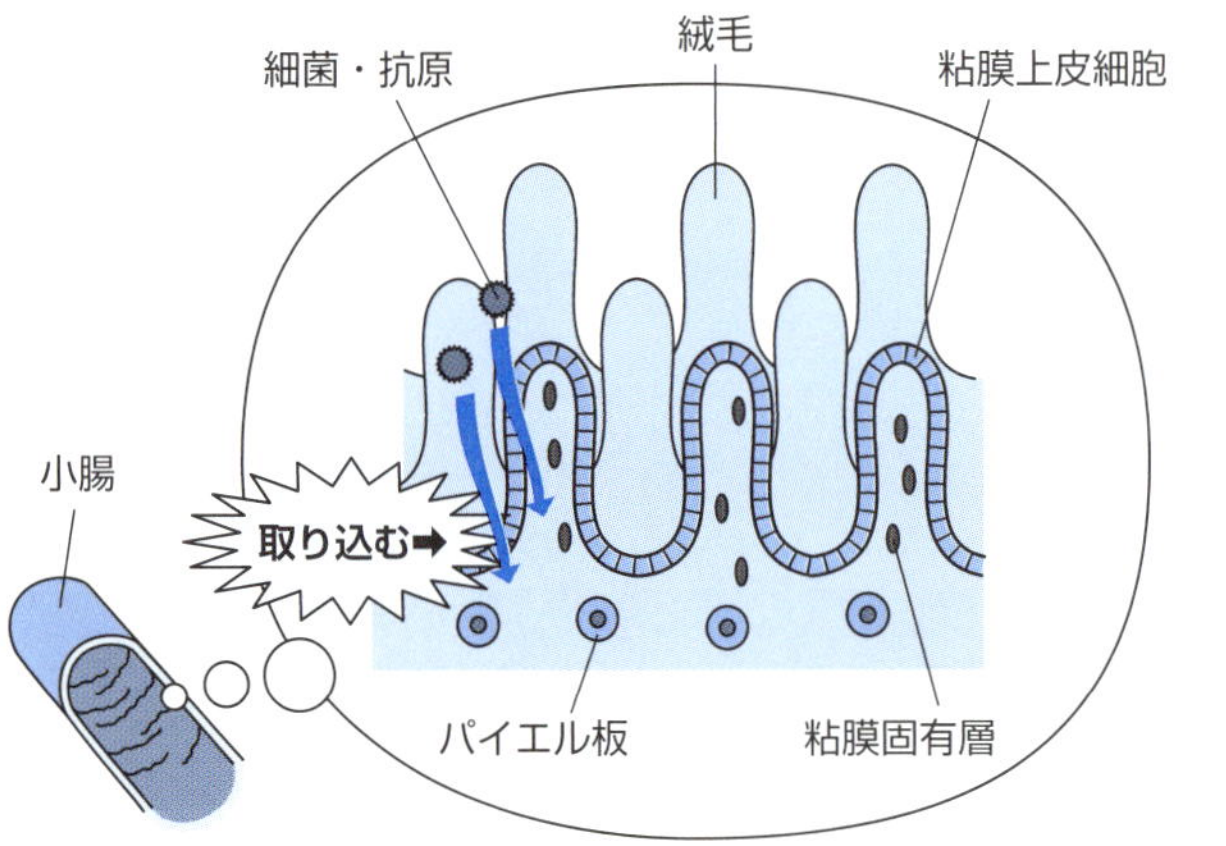

節）がさらに集合したものです。腸にしかない免疫組織で、小腸の後半部分から大腸にかけて多く存在しています。働き方は、まずパイエル板の表層部にある細胞が細菌や抗原を取り込み、リンパ節のほかの免疫細胞たちにそれが体に害のある細菌なのか、アレルギーを起こす抗原なのかを判断してもらいます。

攻撃対象と判断された場合には、すぐに抗体製造の命令が出され、粘膜上皮細胞が病原菌に対して殺菌作用を持つたんぱく質などを生み出します。

そして、免疫細胞が待機しているのが粘膜固有層。アレルギーの抗原と戦う抗体のもととなる物質をつくり出します。このほかにもさまざまな免疫細胞が存在し、ここから血流や腸管に移動して外敵をやっつけることになります。

後方支援は腸内細菌に任せて！

ここで忘れてはいけないのが、腸内細菌の存在です。バランスがとれた腸内細菌叢が腸管の免疫系を適切に活性化することで健康が維持されることがわかっています。また、食物アレルギーをはじめ、さまざまなアレルギー性疾患も腸内細菌と関連することが明らかになりました。

腸内に細菌のいない無菌マウスと普通のマウスを比較実験したところ、無菌マウスのほうがアレルギーを起こしやすい、外的ストレスに弱い、腸炎を起こしやすい、などの結果が出ています。このことから腸内細菌が免疫細胞の活性化やバランス調整に関係していることがわかりました。

免疫系は病原菌などの細菌から身を守るのが仕事ですが、同じ菌でも腸内細菌叢とは手を組んで、パワーアップしているということです。白血球や免疫系が前線で戦っているとすれば、腸内細菌の役割は戦う環境を整える「後方支援」といえるでしょう。

Section 05

思考や行動に大きな影響力

対話する腸と脳 ―― 腸脳相関

腸と脳は仲よし連携

20ページで、「腸は脳とは独立して自分で考える」ということを説明しましたが、お互いバラバラに〝活動〟しているわけではありません。腸と脳は離れていますが、血管や神経を介してつながっており、それぞれの働きの間にはきわめて密接なかかわりを維持しています。そのかかわりを「腸脳相関《ちょうのうそうかん》」と呼んでいます。

腸は脳からの情報を得て、脳が行っていることを理解しています。情報のホットラインができているということです。そして、それぞれが連動した動きをすることもあるのです。

わかりやすい例では、「緊張する場面で急にトイレに行きたくなる」「仕事や学業で悩みやストレスが続き、便秘になった」「転職したら便秘と下痢を繰り返すようになってしまった」――というようなケースです。意識している・いないにかかわらず、脳の感じたこと、脳の調子はダイレクトに腸に伝わります。

下記の例は、「脳から腸へ」という経路ですが、「腸から脳へ」ということもあります。腸の調子が悪い状態が続くと、不安感が増したり、脳の働きが悪くなったりすることもわかっています。

●腸脳相関

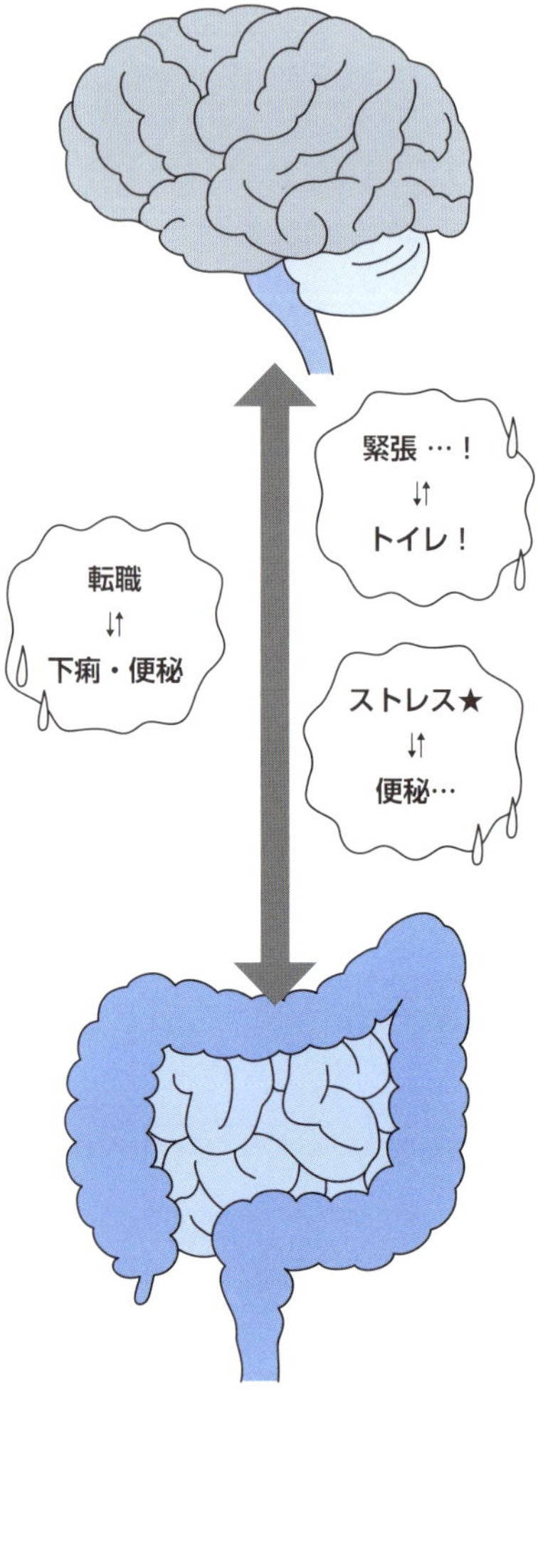

一体となって危機管理を担う

脳は腸から生まれ、長い年月をかけて進化し、神経やホルモン分泌などを通じて全身に司令を出すことができるようになりました。司令の中には、生活や仕事など積極的な身体活動もありますが、脳は「危機管理《リスクマネジメント》」も担当しています。身体の危険を感知すると、全身の状態を変化させて乗り切ろうとするのです。

例えば、空腹のサインは脳からではなく腸からの司令と考えられ、また一生懸命走らなければならないとき、脳は腸に「筋肉で血液やエネルギーを使うので、その間は腸で使うのは控えてほしい」と伝えます。その知らせを受けた腸は、意地悪することなく素直に応じて働きを抑えます。一緒になって体の運動バランスを調整しているということです。基本的に、腸が脳を支配しているのかもしれません。

腹痛とイライラ、どっちが先？

腸脳相関は、負のスパイラルに入ってしまうこともあります。腸と脳の関係が注目されたきっかけに「過敏性腸症候群」という病気がありますが、下痢や便秘、腹痛などの症状が慢性的に起こるもので、近年急増し、消化器内科の受診者の15%ともいわれています。

この病気では、腸の炎症などは見つからないことがほとんどです。原因は、脳が感じる不安やストレスなのです。そのメッセージが腸に伝わり、腸の運動に影響を与えて下痢や便秘といった症状になって現れてしまうのです。さらに、その痛みや異常が脳にフィードバックされるとますますストレスがかかり、感情や思考にまで影響してしまうという悪循環が生じるわけです。

腸の状態が感情に直結

感情についての話になったので、少し詳しくみていきましょう。

ヒトの感情に大きく作用する化学物質は、ほとんどが腸でつくられています。代表的なのが、「落ち着きと安定感」をもたらす神経伝達物質セロトニンや、快感を増幅するドーパミンでしょう。これらが腸で合成されて脳内に運ばれていくと、脳内の特定の部位が反応する、というしくみです。

体内のセロトニンは、腸内で約90%がつくられ保存されています。脳にあるのは全体の2%程度です。落ち着きと安定感という幸福感につながる感覚は、腸から送られてくるともいえます。

幸福感とは反対に、うつ症状にもセロトニンが関係しています。セロトニンが減少すると感情にブレーキがかかりにくくなるために、うつ状態にある人はどんどん症状が進んでしまうことになります。先に説明したように、脳の不安材料は腸の活動にも大きな影響を与えるため、腸の動きが悪くなるとセロトニンの合成が少なくなって、結果的に脳に伝達されるセロトニンもさらに減ることになり、ここでも悪循環に陥ってしまいます。

腸脳微生物相関

脳で感じる食欲にも、消化管から放出されるホルモンが関与するという報告もあります。これについては、腸の状態が脳の機能にも影響を及ぼすことの一例として理解されています。

このように密接に関連している腸と脳ですが、最近では、病原菌だけでなく腸内に常在する細菌も脳の機能に影響を及ぼすという研究が注目を集めており、「腸脳微生物相関」という概念も広まっています。

腸内細菌が思考や行動にも影響を与えている可能性があるということは、脳の衰弱や病気の発生にもかかわってくると考えられます。これから研究が進み、「この腸内細菌を増やすと、この神経伝達物質が増える」といったことが明らかになっていけば、腸内細菌の活用が進むことになるでしょう。

奥深い関係の腸脳相関

ここまでみてきたように、これまでの研究成果から脳のルーツは腸であり、腸はさまざまな感情変化などにも関与しているとわかってきました。腸内細菌の良し悪しが、脳機能の向上にも関係しているのです。

腸脳相関は、とても奥が深いもので未解明な部分も多く、そこに腸内細菌がかかわってくるとなると、さらに研究しなければならないことが増えています。脳にまで影響を与える腸内細菌は、各学会や研究、企業で大きな注目の的となっています。

Section 06

腸内神経細胞の仕事

腸・脳・神経細胞の相関関係

腸脳相関と神経細胞

腸脳相関についてみてきましたが、その連携の際、信号の伝達に重要な役割をもっているのが「神経細胞（ニューロン）」です。食道から胃、小腸、大腸と、腸管全体の壁内に網目《あみめ》状に広がる腸管神経系は、腸管にとっては活動や分泌、血流の調節に欠かせない存在です。

神経の構成単位には、「ニューロン」という単位が用いられます。ヒトの場合、大脳には数百億個、小脳には1000億個のニューロンがあるとされていますが、神経は腸にもとても多く存在し、1億個とみられています。脳はダントツに多いのですが、腸の1億個という数字は、神経系でとても重要な働きをする脊髄《せきずい》と同レベルです。

多くのニューロンが集まっているのは、腸が脳とは別の重要な働きをしているからです。腸はこれまで説明してきたように、食べ物の消化・吸収だけではなく、病原菌やウイルス、アレルギーを引き起こす抗原などから体を守る任務を負っています。脳が理性を司るとするなら、腸は生きることを直接支える、というように考えればわかりやすいでしょう。

きめ細かい腸内神経細胞の仕事

消化管は口から肛門に至るまで、食道から胃、小腸や大腸など様々な臓器からできていて、食べたものを消化して吸収する働きをしています。そして、消化・吸収だけではなく、排泄もしなければなりません。腸内の筋肉は、連動しながら食べたものを肛門

神経細胞（ニューロン）

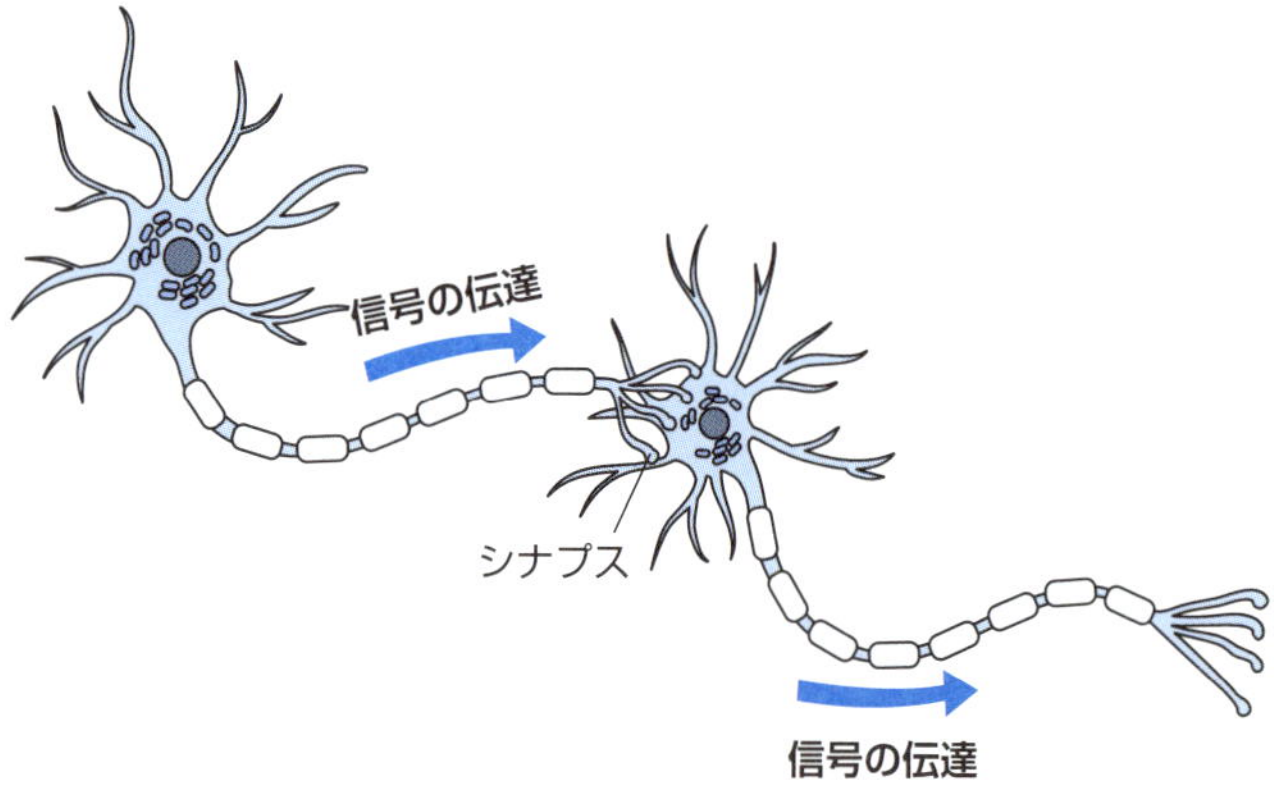

のほうへ肛門のほうへとスムーズに移動させています。この動きは、胃から始まって小腸から大腸に向かい、腸管全体で行われるもので、蠕動《ぜんどう》運動といいます。

この運動にも、腸管の神経細胞が大きな役割を果たしているのです。腸の筋肉がそれぞれ自由に締《し》まったり緩《ゆる》んだりという運動をしては、腸の内容物は行ったり来たりしてしまいます。そこで、連動した運動とするために筋肉の動きをコントロールする神経細胞の出番となります。食べたものが入ってきたことをキャッチすると、口に近いほうの筋肉を締め、肛門に近いほうの筋肉を緩めたりして、調和のとれた腸の運動を行っています。

腸内細菌にも影響

排泄には、腸の中を空《から》にして、腸内細菌のエサとなるものを取り除くことで、細菌が異常増殖することを防ぐ目的もあります。もし、神経細胞が減ってしまうと、腸内を空にできなくなると考えられています。その結果、腸内に残った食べもののカスを栄養分として悪玉菌が増え、腸炎などの原因になります。

交感神経、副交感神経とも連携

ヒトの神経系は、「中枢神経系」と「末梢神経系」から成り立っています。末梢神経系にはさらに体性神経と自律神経があり、腸内神経は自律神経に含まれます。ほかにも自律神経はありますが、腸内神経は脳の指示とは関係なく独自に動いているので、「自律」の典型ともいえます。

一方で、同じ末梢神経系である交感神経系、副交感神経系の働きも腸内細胞に大きな影響を及ぼします。交感神経と副交感神経の働きは各器官が正しく機能しているかを監視することですが、この2つは反対方向を向いています。例えば、交感神経が腸の活動を抑制しようとする一方で、副交感神経は腸の動きを活発にしようとします。自動車に例えるならブレーキとアクセルですが、それらの神経とも連携を取りながら、腸内神経は腸の活動を維持していることになります。

腸には、交感神経が強すぎると、食べ物を肛門に運ぶ蠕動運動がうまく行われなくなるという特徴があります。腸が調子よく活動するには、副交感神経の働きが重要です。

Chapter. 2
消化器官としての腸の役割

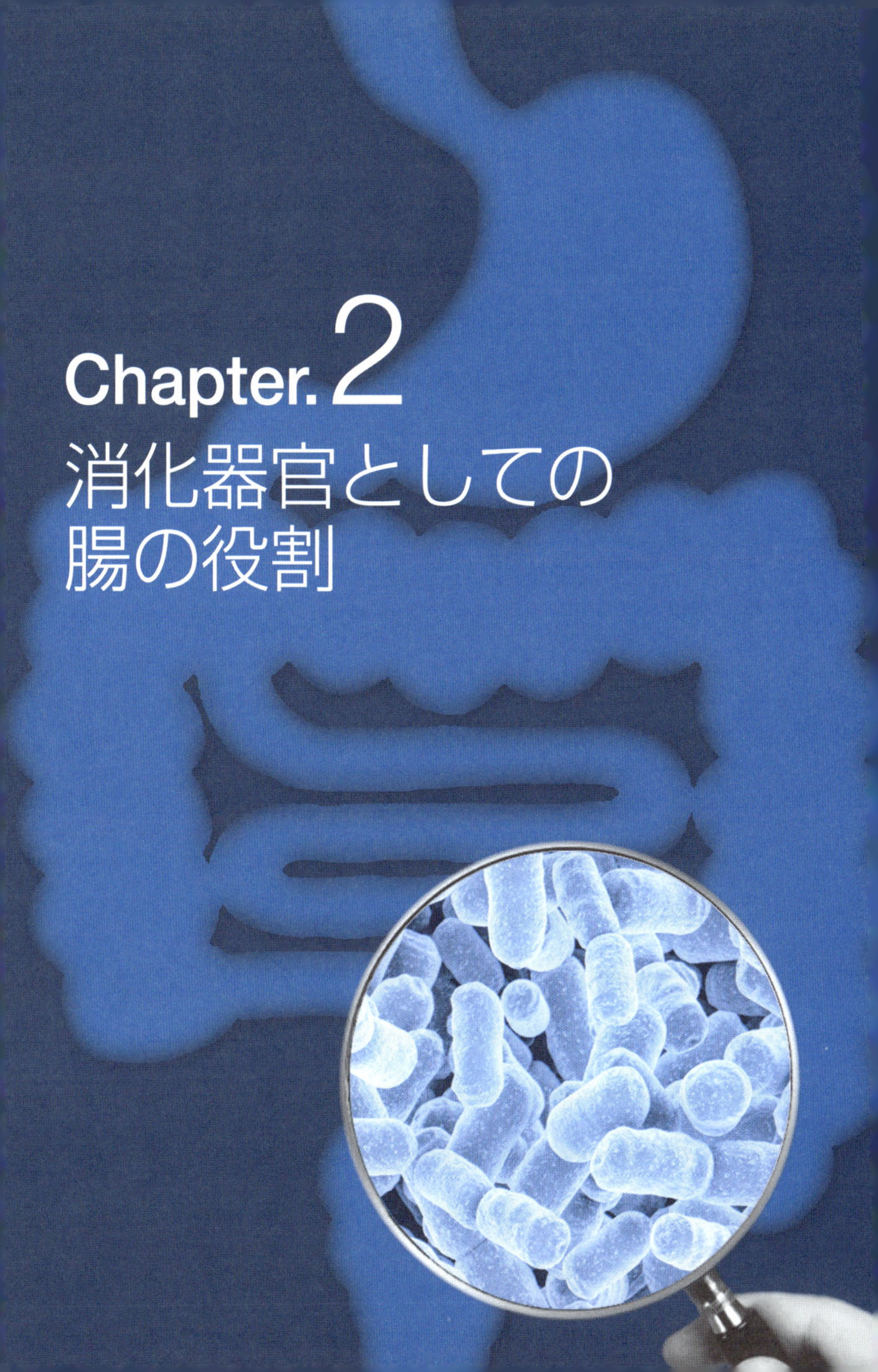

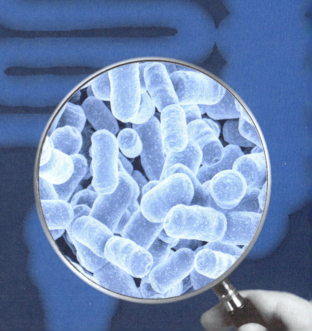

Section 07

腸の構造と働き

消化のしくみと蠕動運動

繊細な小腸はテニスコート一面分

腸の構造や働きについて、あらためてみていきましょう。ヒトが生きていくためには、細胞の基となる素材と活動するためのエネルギーを外部から取り入れなければなりません。食べた物は口から入り、食道、胃、小腸、大腸を通って消化吸収され、残ったものが排出されます。さらに細かくいうと、小腸は十二指腸、空腸《くうちょう》、回腸《かいちょう》からなり、大腸は盲腸、結腸(上行結腸《じょうこうけっちょう》、横行《おうこう》結腸、下行《かこう》結腸、S状結腸)、直腸で構成されています。

成人男性の場合、小腸の長さは6~7メートル、大腸は1・5~1・7メートルあります。直径は2~4センチです。合計9メートルにも及ぶ管がおなかに収まっているのです。

小腸の内側には腸絨毛《じゅうもう》という直径0・2ミリ、長さ1ミリほどの突起物が500万本

●食べ物たちの旅

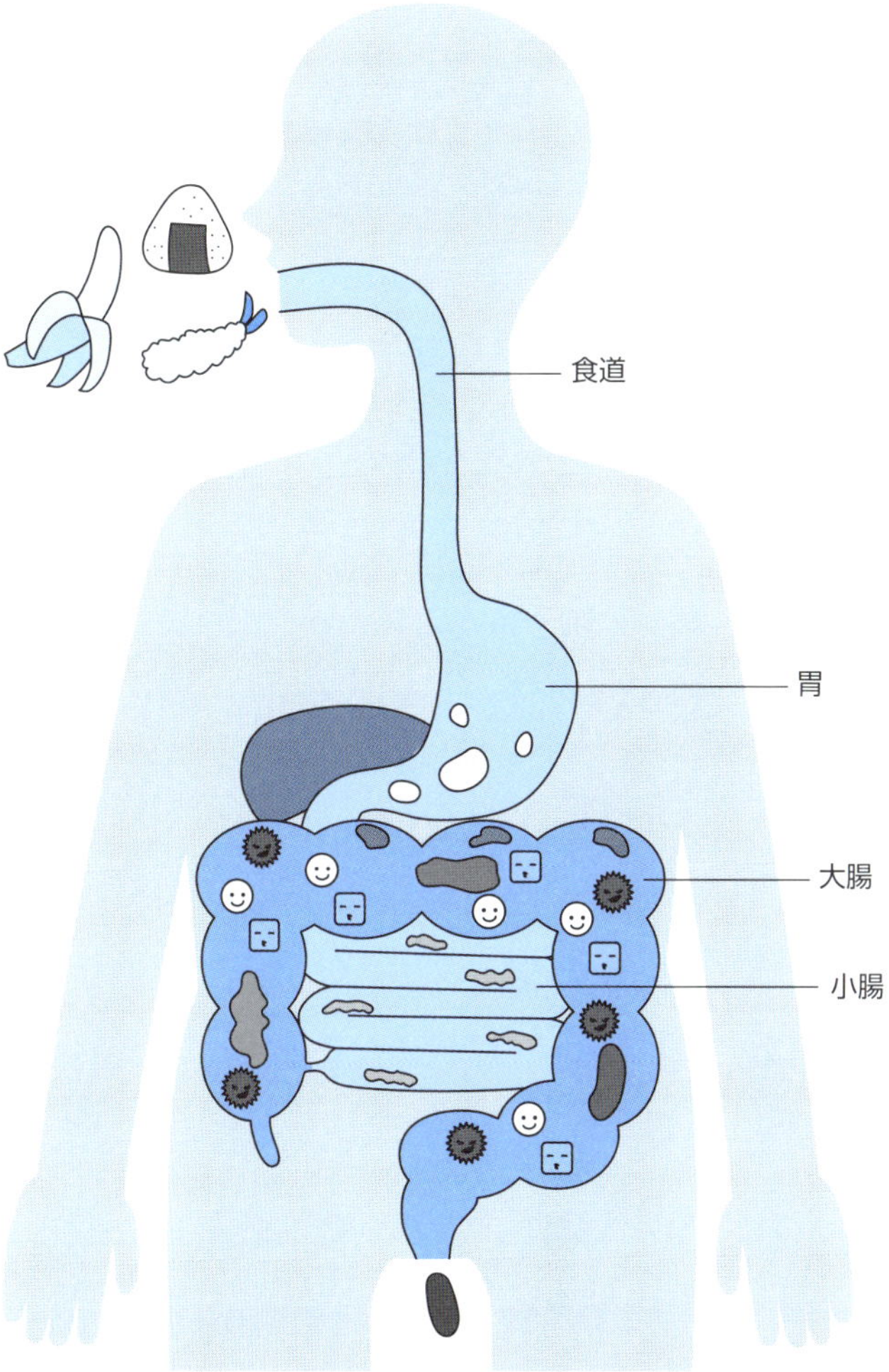

以上密集し、さらにその表面は約1600億個の吸収細胞が覆っています。さらにさらに、その吸収細胞の表面は1マイクロメートル（0・001ミリ）の微繊毛に覆われているという精密な構造になっており、これらの突起物をすべて平らにした場合はテニスコート1面分の広さになる計算です。

反対に大腸には腸絨毛のようなひだや突起はなく、滑らかな表面をしています。おなかの中心にある小腸を一周囲むような位置にあります。表面積でいうと、小腸の半分ほどです。

食べ物たちの長い旅

口から入った食べ物はまず、歯による咀嚼《そしゃく》を受けます。唾液にはでんぷんを消化するアミラーゼが含まれています。食道を通って胃に到達すると、胃酸により消化が進み、小腸では、腸液、胆汁、膵液などの消化酵素を分泌しながら、炭水化物をブドウ糖に、たんぱく質をアミノ酸に、脂肪をグリセリンと脂肪酸に……などと分解し、吸収していきます。食べた物の消化吸収は約7メートルに及ぶ小腸でほとんど行われます。

小腸は、体の中で最も病気になりにくい臓器ともいわれています。それは、食物に直接触れる小腸の粘膜が3日に1回という臓器の中で最も早いサイクルで新陳代謝をするため、病原菌や腫瘍《しゅよう》などが体に悪影響を与える前に古い粘膜と一緒にはがされ、流されてしまうためです。それに加えて、小腸には全身の半分以上の免疫細胞が集まっていて、異物を攻撃します。これらにより、小腸は細菌や病原菌にとって鬼門となっているわけです。

水分を取られて便に

小腸の次に送られるのが大腸です。水分を吸収しながら小腸で消化しきれなかったものをさらに分解して吸収します。そして、食べ物の残りカスや新陳代謝ではがれてきた腸粘膜、腸内細菌などから大便をつくっていきます。

小腸から送られてくる食べ物は消化酵素などにより流動体になっています。もはや姿が変わりすぎ、「内容物」と表現されることもあります。内容物は上行結腸から順次進んでいくにつれ、水分が吸収され、半流動体から半かゆ状態、半固形状態へと姿を変え、大便に近くなっていきます。そして、S状結腸にためられて、直腸から肛門を経て外に出されます。

危険の中で働き続ける大腸

小腸は最も病気が起こりにくい臓器と述べましたが、大腸は逆に最も病気が発生しやすい臓器といえます。1000兆個にも及ぶ腸内細菌がいるので、善玉菌もいれば悪玉菌もいます。また窒素ガス、炭酸ガス、メタンガスなどが立ち込めていて、細菌がつくり出す有害物質が繁殖しやすい場所ともいえます。大腸は、普段はこれらの有害物質から善玉菌や免疫の活動により保護されているのですが、体が弱ったり、脳からストレスの情報が来たりするとその力が弱まり、がんを含めたさまざまな病気に傾いていってしまいます。しかも自覚症状が出にくい臓器でもあるため、注意が必要です。

大事な輸送力・蠕動《ぜんどう》運動

腸管神経系の重要な働きの一つに蠕動運動があります。食べた物が消化管を移動するのは、自然落下でもなければトコロテン式に押し出されているわけでもありません。蠕動運動は、平滑筋《へいかつきん》という筋肉でできている腸管が、この筋肉を収縮させることによって食べた物を先へ先へと移動させる運動です。主に食道から直腸までの運動を指します。

食べ物や水分を摂る、運動をする、などの刺激で蠕動運動は活発になります。逆に体調不良や加齢などにより蠕動運動が低下すると、便秘になりやすくなってしまいます。

腸が判断する複雑な働き

蠕動運動は腸独自の判断で行われているため、脳の命令によって調整することはできません。そして、一見単純な運動のようにも思えますが、消化吸収の成績や効率がこの動きにかかっており、実際にはとても複雑な働きをしています。

食べ物が入ってきたことを、腸の壁に張り巡らされた腸管神経系がそれを察知することから始まります。その信号が腸の筋肉に伝えられ、蠕動運動が起こります。腸管の入口に近いほうが収縮し、逆にその先の筋肉は弛緩《しかん》します。弛緩したところに内容物が移ったら、今度はそこが収縮するという具合です。

動物を使った実験では、腸と脳がつながっている神経を遮断しても、腸管に食べ物が入ってくれば蠕動運動が行われることが明らかになっています。蠕動運動はヒトだけではなくて、すべての脊椎動物で行われているとされており、腸から生まれたわれわれ生命体にとっては欠かすことのできない機能です。

便の本当の成分

Section 08

便は食べカスだけじゃない

食べカスは、意外にも3分の1

食べ物は口から入って蠕動《ぜんどう》運動で送られながら、さまざまな消化酵素を浴びて分解され、栄養を吸い取られて残りが排泄されます。この一連の運動には、通常24時間程度かかります。胃から小腸までに2～4時間、小腸での消化吸収に7～8時間、大腸で12時間以上が費やされます。

ここで、大便について考えてみましょう。

一般的に、大便は食べ物の残りカスだというイメージがあると思いますが、実際は理想的な大便の水分量80パーセントを除くと、全体に占める「残りカス」の量は大便の3分の1程度に過ぎません。ここでいう「残りカス」には、栄養をしぼり取られた後の内容物のほか、消化されずに残った食物繊維や骨なども含まれています。

日本人が一日に排泄する大便の量は１００～３００グラムほどです。仮に中間の２００グラムとして、水分を除いた固形成分は約40グラムということになります。その3分の1というと、十数グラムとなります。

ほかには何が含まれているの？

大便には、「残りカス」のほか、消化液の残り、腸壁からはがれた上皮細胞、腸内細菌、新陳代謝された粘膜などさまざまな成分が含まれています。

そして、大便の構成で、3分の1にあたるのは腸内細菌なのです。こちらも十数グラムの計算になるのですが、ミクロ単位の細菌の重さからするとすごい量です。水分を

●大便の成分

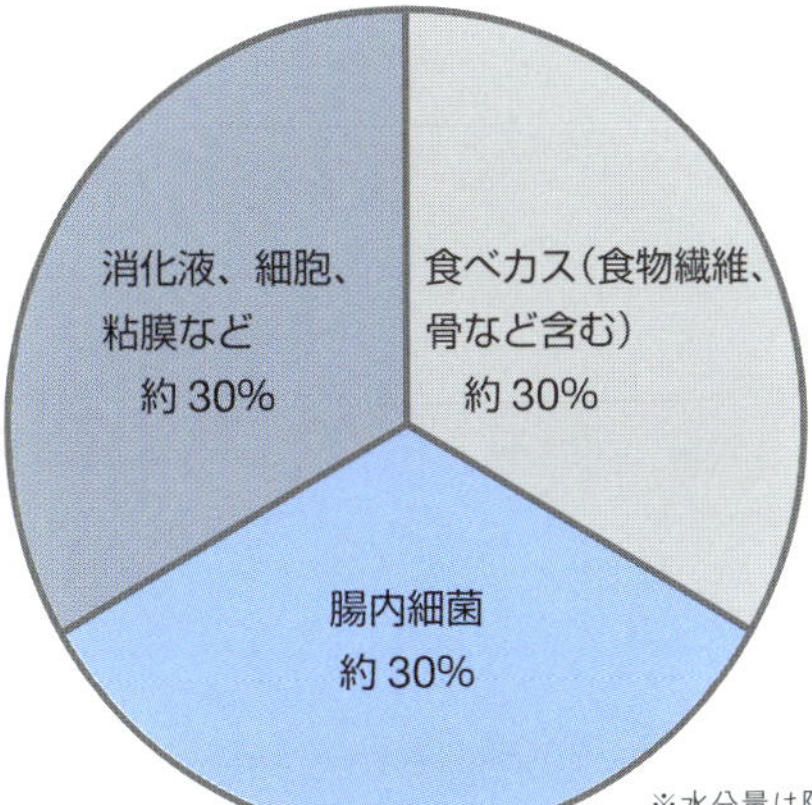

※水分量は除く。

除いた大便1グラムには6000億～1兆個の細菌が含まれていますので、10グラムとしても最大10兆個もの腸内細菌が毎日排出されていることになります。

大便を調べると大量の腸内細菌のことがわかるため、腸内細菌の研究において、大便はとても大きな位置づけになっています。

「宿便《しゅくべん》」って何なの？

大便は、あまり日常会話の話題には上らないかもしれませんが、みなさん関心と不安をもっている分野です。情報過多の現代では、そのような人々の関心を引くような、誇張したり間違ったりした情報があふれているので、情報を受け取る側としては慎重にならなければなりません。この項目では、「宿便」の〝情報〟に関して説明します。

ダイエットや便秘解消をうたう商品によくある売り文句として、「腸壁にネットリとこびりついた老廃物である『宿便』があるので、それを排出しましょう」というものがあります。

宿便は存在しない

しかし、実際の腸の内部は、消化する内容物と接する上皮細胞の表面が粘液に覆われていて、常に付着する異物を洗い流しているため、大便のカスがこびりつくということはありません。日々はがれ落ちて増殖を繰り返しているのです。腸壁に宿便はないのです。「宿便」と呼称しているのは、便秘などが原因で腸内に長い時間とどまっている「滞留便」のことです。

「腸内洗浄」で腸はきれいになる?

「腸内洗浄」というものがあります。肛門から液体を流し込み、それを排出すること

宿便は存在しない

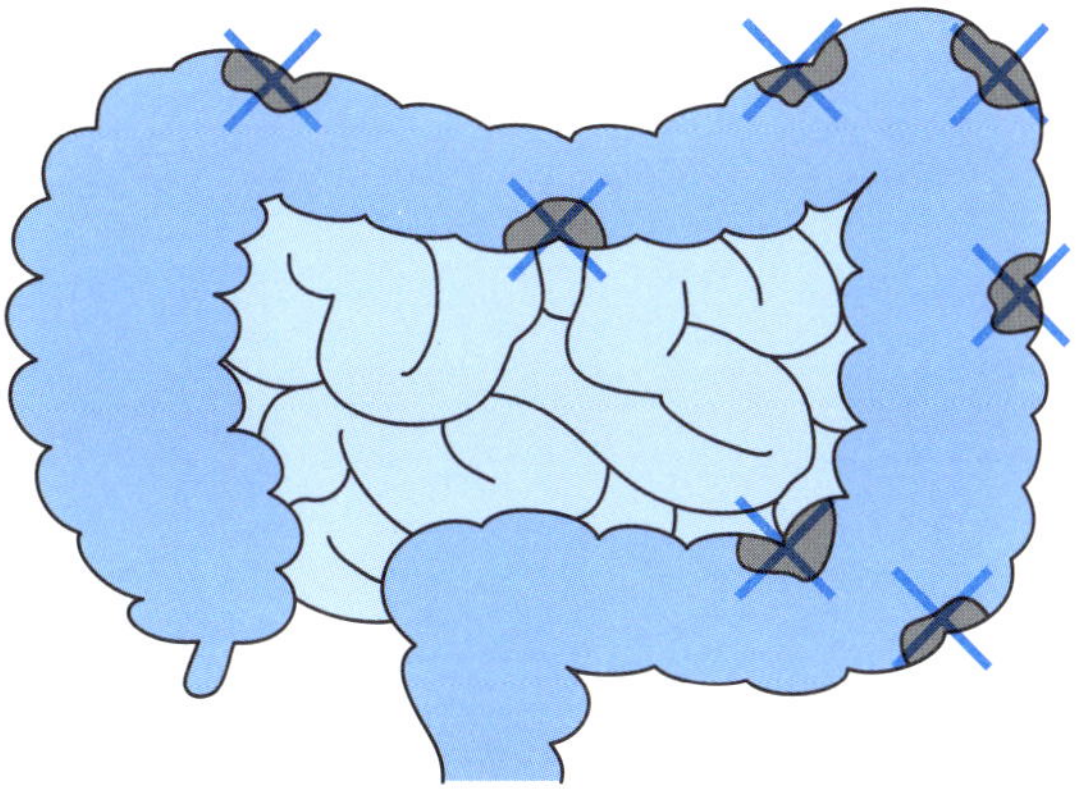

便秘による滞留便はあっても、宿便は存在しない

で腸の中をキレイにしようというのですが、腸内を洗っただけでは悪玉菌だけが流れ出るわけはありません。また、腸内細菌はヒトが食事をすると増殖していくので、腸内洗浄で善玉菌だけを増やそうというのはとうてい無理な話です。

肛門から水分を入れて便を出すということになれてしまうと、腸自体の働きが鈍くなって排便に支障が出てしまうこともあります。

おなかの〝困った〟を知る

Section 09

便秘と下痢はなぜ起こる？

女はたまる、男はくだる

みなさん、おなかの具合はいかがでしょう。自信を持って「快調です！」と答えることができる方は少ないのではないでしょうか。筆者は、女性と男性の腸に特徴的に現れる不具合を、「女はたまる、男はくだる」という言葉で表しています。各種調査によると、女性の約半数は便秘症に悩んでいるという数字が出ています。そして、男性は下痢に悩むケースが多いのです。ここでは、便秘と下

●女はたまる、男はくだる

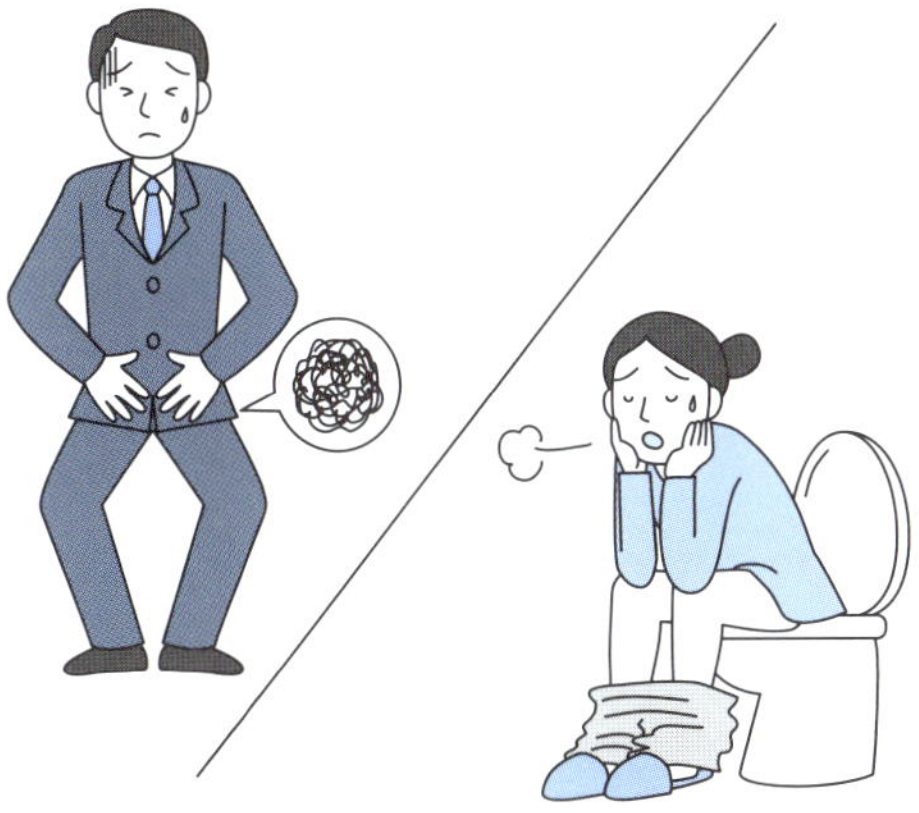

痢について考えてみましょう。

あなたの下痢の原因は?

まずは下痢です。健康な大便に含まれる水分の割合は80パーセントほどで、これより増えると便が柔らかくなる軟便、90%を超えると下痢とされます。原因は、O-157のような細菌によるもの、ノロウイルスのようなウイルスによるものから暴飲暴食によるものまでさまざまです。

下痢を起こすと、水っぽい便が出てその回数が増えるだけではなく、ときに苦痛を伴います。下痢に悩まされる人の中には、外出先のトイレの場所を細かくチェックしたり、電車に乗るときもすぐに降りられるように各駅停車を選んで乗ったりと苦労している人もいます。それらのケースは、細菌感染や病気が原因ではなく、「過敏性腸症候群」であることがほとんどです。

ストレスやプレッシャーなど精神的な不安や緊張がもとで自律神経系に乱れが生じ、腸の運動や消化液などの分泌活動が過剰になってしまうことが大きな原因で、サラリーマンに代表される男性に多く見られます。

病院でも診断がつかない下痢

過敏性腸症候群には４つのパターンがあります。１つ目は「不安定型」といい、下痢と便秘が複数日間隔で交互に現れます。２つ目は「慢性下痢型」で、少しでもストレスや不安を感じると下痢をします。サラリーマン世代に多いのはこの型です。３つ目は「分泌型」。強い腹痛の後に粘液が排泄されます。４つ目が「ガス型」で、これは「おならが出たらどうしよう」という不安が高じ、逆におならが頻回に出てしまう症状です。

病院に行って検査をしても診断がつかないことも多いのですが、放置すると大腸の粘膜に傷をつけて潰瘍《かいよう》の原因になることもあります。下痢を止める止痢剤や腸の状態を整える整腸剤の投与が改善策となりますが、下痢や便秘の人は腸内細菌のバランスが悪く、悪玉菌が優勢となっているので、腸内環境を整えながらストレスや生活の乱れの原因についても考えてみる必要があります。

便秘は万病のもと

大便が長い間、腸内にとどまっているのが便秘です。便秘は腸内環境を悪化させ、肌荒れから免疫疾患、がんまでを引き起こす深刻な状態です。日本内科学会の基準では「3日以上排便がない状態、または毎日排便があっても残便感がある状態」を便秘としています。

一般的に、日数ばかりが尺度となりがちですが、筆者はそれよりも大便の出方に注目します。1日1回、毎朝、固すぎず柔らかすぎず、バナナ2〜3本分、黄色から黄褐色でにおいが強くない——という「バナナ便《べん》」が出ることが理想です。

便秘には主に4つのパターンがあるので、原因とともにみていきます。

1つ目は「弛緩性便秘」。インナーマッスル（体の深部にある筋肉）である腸腰筋《ちょうようきん》の力が落ちることで発生します。この筋肉の力が低下すると、食べ物を消化吸収して運ぶ蠕動運動が弱くなってしまうからです。排便時に使う腸の周りの筋肉の衰えも影響します。残便感や下腹部の膨満感《ぼうまんかん》が生じることもあります。

ストレスや生活習慣は大丈夫？

2つ目は「痙攣《けいれん》性便秘」。ストレスなどの関係で自律神経の働きが乱れ、蠕動運動に影響を与えることで起こります。筋肉の収縮と弛緩で内容物を送る蠕動運動には筋肉のスムーズな動きが大切ですが、腸の一部で筋肉の痙攣が起こると、その部分が収縮した状態が続き、大便が進みにくくなってしまいます。排便しても丸いコロコロとした大便になり、おなかの張りや痛みが出ます。また、腸が収縮した上の部分に溜まった水分によって、便秘の後に下痢を引き起こすこともあります。

3つ目は「直腸性便秘」。個人ごとの生活習慣が影響するもので、「我慢が招く便秘」ともいえます。忙しさを理由に便意を感じてもトイレに行かない、外出先にトイレがない、同行者が気になる、などの理由で我慢を強いられるケースです。

トイレに行きたいという衝動には、「直腸肛門反射」が関係しています。大便が直腸に入ってきて直腸の壁が伸ばされると、その刺激で便意のサインが出るしくみを指します。しかし、この反射はすぐに収まってしまうので、我慢すれば去っていきます。その場はしのげますが、我慢が重なると、直腸肛門反射の感受性が低下して便意が起こらなくなってしまうのです。下剤や浣腸の多用にも要注意です。

ダイエットが招く便秘の正体

最後に「食事性便秘」。これは、ダイエットが原因です。ダイエット中に食物繊維や脂

●便秘4パターン

弛緩性便秘	痙攣性便秘
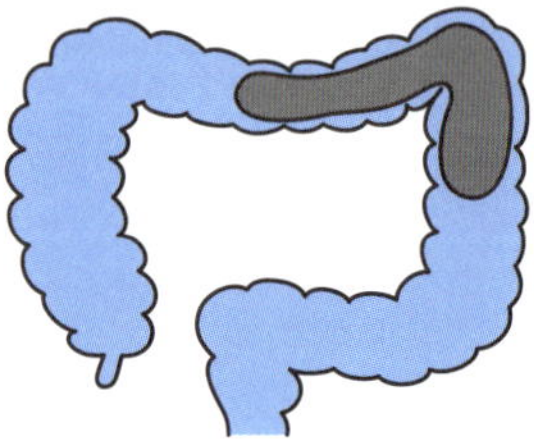	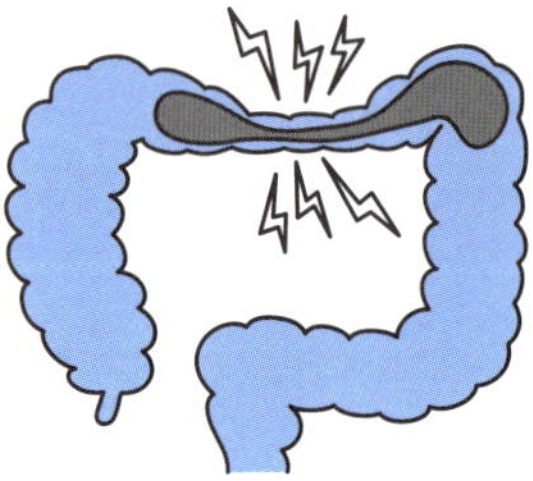
・原因腸腰筋の筋力低下による蠕動運動の弱まりが原因。 ・残便感や下腹部膨張感。	・ストレス等により自律神経の働きが乱れ、蠕動運動に悪影響。 ・腸の筋肉に痙攣が起こり、腸が収縮して大便が滞留。 ・おなかの張りや痛み、便秘後の下痢。
直腸性便秘	**食事性便秘**
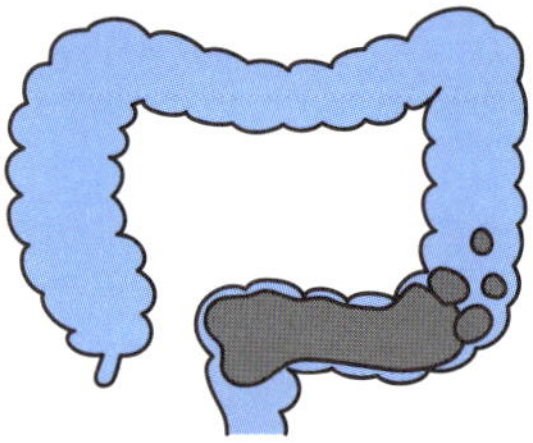	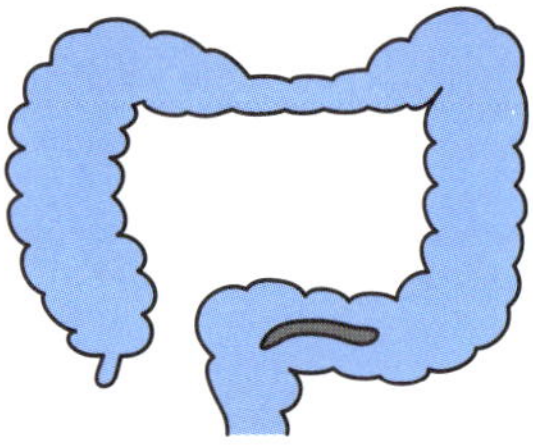
・忙しさなどを理由に、便意があってもトイレに行かずに我慢するため起こる。下剤や浣腸の多用も原因となる。	・ダイエットが原因となることが多い。食物繊維や脂肪の摂取が足りず、食べる量も減るため大便の量も減り、蠕動運動が鈍る。

肪を十分に摂取しなくなることで起こります。食べ物の摂取量が減ると大便の量も減り、大腸の蠕動運動が鈍くなっていきます。

食べ物が胃に入ったとき、胃は大腸に信号を送り、大腸はそれに反応して大便を肛門の近くまで送り出そうとする「胃結腸反射」を起こすのですが、食事の量や不規則さがこの反射に影響し、排便リズムを乱していきます。

下痢も便秘も、理由があって起こります。自分で対応できること、対応が難しいことなどさまざまですが、自分の大便に関心を持ち、変化があったら医療機関の受診を含めて行動に移すべきです。

Section 10

悪玉菌優位の弊害

悪玉菌に支配されると、おなかはどうなる？

腸内バトル⁉　細菌たちの勢力争い

「腸内環境を整えよう」という大きな目標がありますが、もう一度、腸内細菌叢を復習します。腸内細菌は大きく「善玉菌」「悪玉菌」「日和見菌《ひよりみきん》」に分けられ、この3つの菌の割合がこの順で、2対1対7であることが理想とされています。ちなみによく登場するこの分類ですが、これは一般の人々にわかりやすく分類したもので、学術的なカテゴリーではありません。

善玉菌は体に良い働きをする菌で、小腸から送られてきた食べ物の残りカスから糖類を選《え》り分けて発酵させ、有用な物質をつくります。また、腸内を酸性に保つことによって病原菌の繁殖を抑えたり、蠕動運動を促進したり、免疫細胞を活性化させたりする役割もあるのです。ビフィズス菌や乳酸桿菌《かんきん》などがあります。

そもそも、悪玉菌とは

一方の悪玉菌は、体に悪い作用を及ぼすことが多い菌です。ウェルシュ菌や黄色ブドウ球菌などがあり、たんぱく質やアミノ酸を分解して腐敗させます。

日和見菌は、勢力の強いほうになびく「無党派層」です。これについては、Chapter.3で詳しく説明します。

優位に立った悪玉菌は容赦ない

悪玉菌は、ふとしたことで勢力を増していきます。肉食過多、油脂の摂取過多、野菜不足、運動不足などが主な原因です。下痢や便秘はその初期のサインなので的確にとらえなければいけません。見逃がしていると悪玉菌が増えていくだけではなく、便秘で滞留した大便はクロストリジウム属など悪玉菌のエサになり、ますます悪玉菌を利することになります。

悪玉菌が増えていくと、硫化水素やアンモニア、フェノール、メタンなどのさまざまな腐敗物質をつくります。大便がくさいのはこの腐敗物質によります。これは有害なので、大腸の壁に直接攻撃をすることもありますし、腸壁から吸収されて血液中を巡って体中で悪さをすることになります。

花粉症、無気力、老化促進

悪玉菌が増えるとどうなるか、という説明は便秘の項目で触れたことと重なりますが、肌荒れ、体臭がきつくなる、といった日常的な悩みから腹痛、潰瘍《かいよう》、がんまでさまざまな病気の原因になります。

さらに放置すると、体の不調が悪玉菌を活気づけるという負のスパイラルに突入し、がんなど明確な疾患以外でも、病気になりやすい、老化が促進される、アトピー性皮膚炎や花粉症の温床となるといった不具合が出てきます。そして腸内細菌は、前向きな思考をつくる神経伝達物質セロトニンやドーパミンの合成にもかかわっているので、精神面にも影響していき、無気力、疲労感などを引き起こします。

また、腸管免疫にも影響します。腸内細菌のバランスが悪いと腸管免疫の働きが低下し、症状としては口内炎、風邪などへの感染となって現れます。

肥満にもつながる悪玉菌優勢

また、腸内細菌のバランスが崩れると肥満にもつながります。大腸菌などグラム陰性菌が増えてくると、体内に吸収されて炎症反応を起こす悪玉物質になります。この炎症が食欲をコントロールする機能に影響してしまうと見られています。結果的に肥満や糖尿病、高血圧など生活習慣病を招いてしまうのです。個別の病気と腸内細菌との関係については、Ｃｈａｐｔｅｒ．５で詳しく述べます。

悪玉菌を軽く見てはダメです。重症になりうる病気の原因となることがあるため、不調のサインを見つけたら、食事や排便、生活スタイルなどに目を向けることが重要です。

善玉菌と悪玉菌

善玉菌優位なバランスを維持すると、免疫力アップ、整腸作用、消化・吸収の促進、老化防止、健康促進、アレルギー改善、美肌、気力充実、外見は若々しく、体調は万全、やる気に満ちた行動的な性格、とまさに無敵の状態に。腸内フローラのバランスが良ければ、それだけで充実した人生が送れそうです。

悪玉菌が優位になると腸内腐敗、細菌毒素の産生、発がん物質の産生、病気になりやすい、老化促進、アトピー性皮膚炎、花粉症、肌荒れ、無気力、疲労不調が不調を呼び、いつもどこか具合が悪いということに。ほおっておくと取り返しのつかない病気を招くおそれもありますから、不調のサインを見つけたら早めに生活を改善しましょう。

Chapter. 3
司令塔としての腸の能力

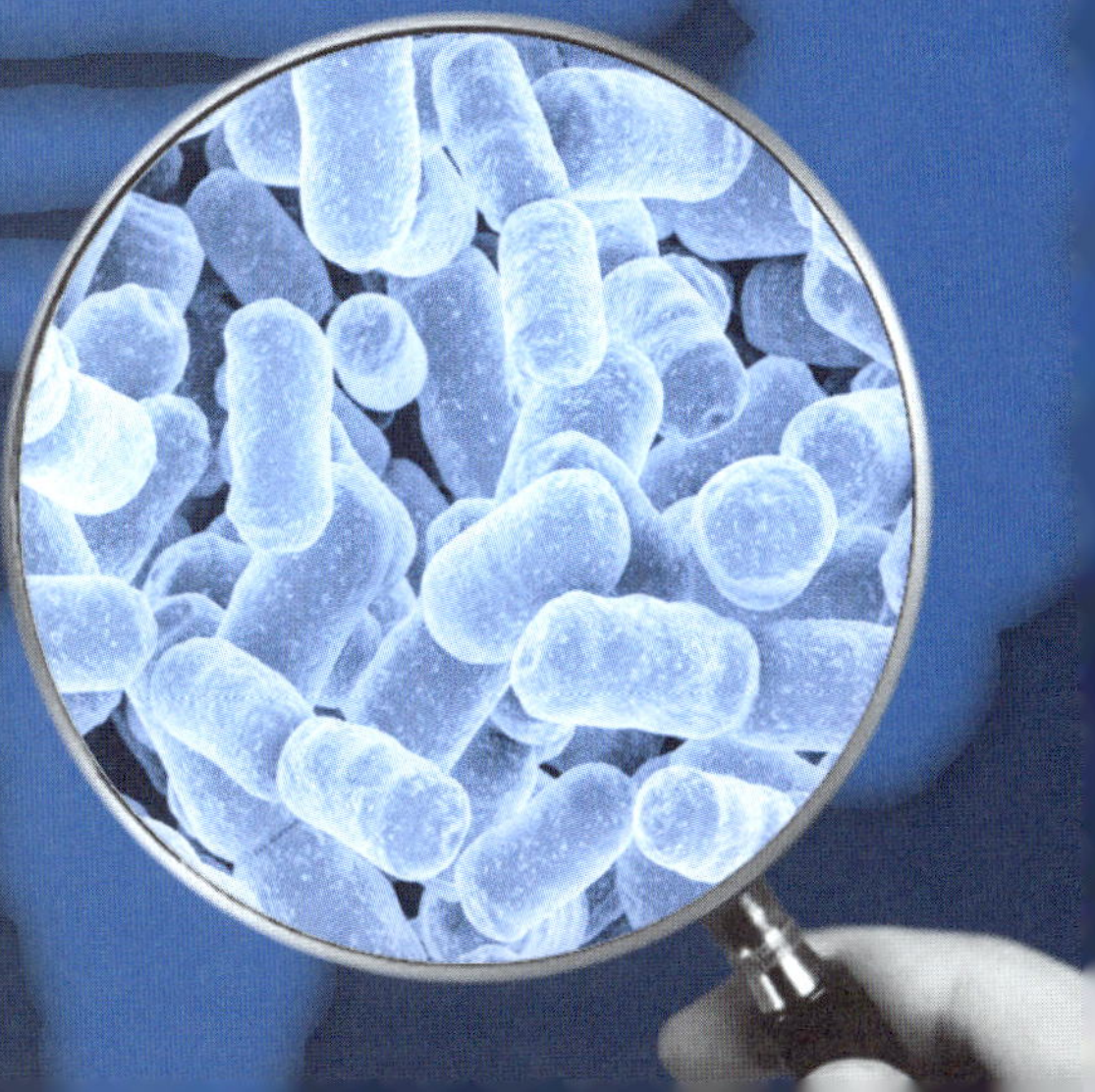

Section 11

腸は免疫器官の機能も持つ

体の内なる腸、外なる腸

Ｃｈａｐｔｅｒ．１で免疫と腸の関係について説明しましたが、もっと詳しくみていきましょう。

体の中に侵入してくるウイルスや細菌などの異物を体外に排除しようとする防御システムを免疫系といいますが、腸には全身の6割の免疫機能が集中しています。その理由は、腸が「内であり、外である」からです。

腸は、体の中に収まっているという意味では「内」です。一方で、食べ物が通る道と考えると、腸の内側は口から肛門まで外部とつながっている「外」なのです。外であるために、細菌などにさらされる危険が大きいうえに、腸内には栄養分を吸収するために体内につながる〝孔〟もあるため、侵入者を腸で食い止めることは腸にとっての最大のミッションといえるでしょう。強い防御ラインとならなければなりません。

連係プレーで持ち味

免疫のシステムは、さまざまな種類の免疫細胞の連携によりつくられています。その主体となるのは白血球です。

白血球は、体内に入った細菌などの異物を殺すのが仕事です。白血球は「単球」「リンパ球」「顆粒球」に大別できます。この中の単球には「マクロファージ」「樹状細胞」があります。リンパ球は「T細胞」「B細胞」「NK細胞」などに分かれます。さらにT細胞は役割により細かく分類されます。顆粒球は「好酸球」「好中球」「好塩基球」に分けられます。

●免疫部隊の強力ラインアップ

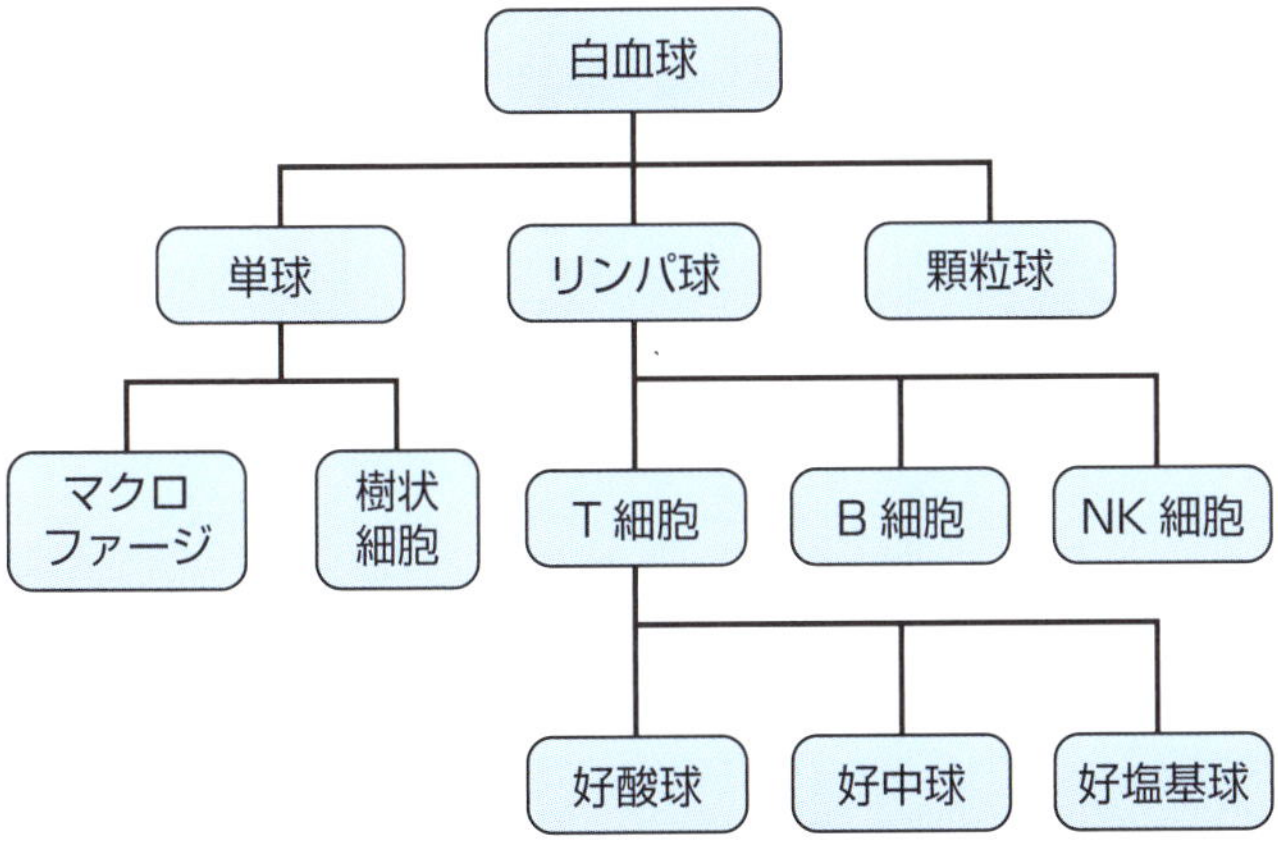

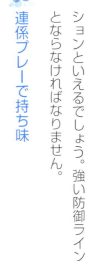

多くの免疫細胞のもととなる造血幹細胞は骨髄でつくられますが、一部は腸管に移動します。その後に乳腺や口、目、呼吸器、生殖器などの免疫系へと送り出されていき、全身に免疫網が張り巡らされます。

これらがそれぞれ分担し合って、チームプレーで戦っているのです。

自然免疫と獲得免疫の連携

免疫系の役割分担には、見張り、指令、武器調達、攻撃、事態収拾といったものがあります。

このうち、見張り役で能力を発揮するのが樹状細胞です。攻撃は2段構えになっています。外敵が侵入したとなると、まず「自然免疫」が飛び出して攻撃を行います。フットワークの軽い機動隊的な役割です。そして、敵が手強《てごわ》いとなると後方部隊が出てきます。これが「獲得免疫」で、強力な防衛・攻撃体制を築いています。

強力メンバーで外敵と対決

最初に飛び出す自然免疫系のメンバーには有害な菌を溶かすリゾチームやインター

フェロン、細胞ではマクロファージ、好中球、NK細胞などがいて、満を持して攻撃する獲得免疫系には抗体（免疫グロブリン）、樹状細胞、T細胞、B細胞などがいます。

なぜ2段階なのかというと、自然免疫系は侵入する外敵にすぐに反応して戦い始めますが、獲得免疫系は抗体（武器）を用意するまでに1週間ほどかかってしまうからです。前線で自然免疫が頑張って時間を稼いでいる間に抗体を完成させるのですが、完成した〝武器〟の攻撃力は強固なもので、自然免疫系に代わって侵入者の前に立ちはだかります。

●自然免疫と獲得免疫

	自然免疫	獲得免疫
持っている生物	無脊椎動物も脊椎動物も持つ	脊椎動物のみが持つ
担い手	リゾチーム、インターフェロン、マクロファージ、好中球、NK細胞	抗体（免疫グロブリン）、樹状細胞、T細胞、B細胞
特　徴	侵入してきた外敵にすぐに反応できる。	外敵の侵入から1週間ほど経たないと働かないが、外敵への攻撃力が強い。

一度覚えたら逃さない

獲得免疫には、力だけではない能力も備わっています。獲得免疫の大きな特徴は、自分自身を攻撃することなく侵入者だけを攻撃することです。体にもともとある細胞を「自己」、外から入ってきたものを「非自己」といいますが、この区別をしっかりと行います。これがうまくいかないと、自己免疫疾患といって、自己なのに敵だと思って攻撃してしまうことになります。重症化すると、膠原病《こうげんびょう》や潰瘍《かいよう》性大腸炎、バセドウ病などにつながるおそれがあります。

また、数日かけてつくった強力な武器である抗体は、一度認識した細菌などの相手を忘れずに、次に襲ってきても今度はすぐに迎撃できます。ちなみに予防接種は免疫のこの働きを利用したもので、無毒化した病原体をあらかじめ体内に入れておいて〝武器〟である抗体を準備しておこうという作戦です。

頼りになるT細胞とB細胞

免疫細胞のラインアップは豊富なのですが、主力となるのがT細胞とB細胞です。T

細胞は「免疫の司令塔」の別名があり、侵入者を排除するために免疫系が最も効率よく働くように戦術を立てて命令を出します。

T細胞は樹状細胞から異物が侵入したという情報を得ると、B細胞に対して抗体をつくるように命令します。T細胞にはほかに、ウイルスに感染した細胞などを攻撃するキラーT細胞、行き過ぎた攻撃がないように抑える制御性T細胞もあります。命令を受けたB細胞は侵入してきた病原菌などの外敵を攻撃する抗体をつくります。抗体には5種類ありますが、腸管でつくられる抗体は、免疫グロブリンAといい、体じゅうの粘膜組織に行き届き、病原菌に対する防御壁の役割を果たします。

●T細胞とB細胞の連携が免疫機能のカギ

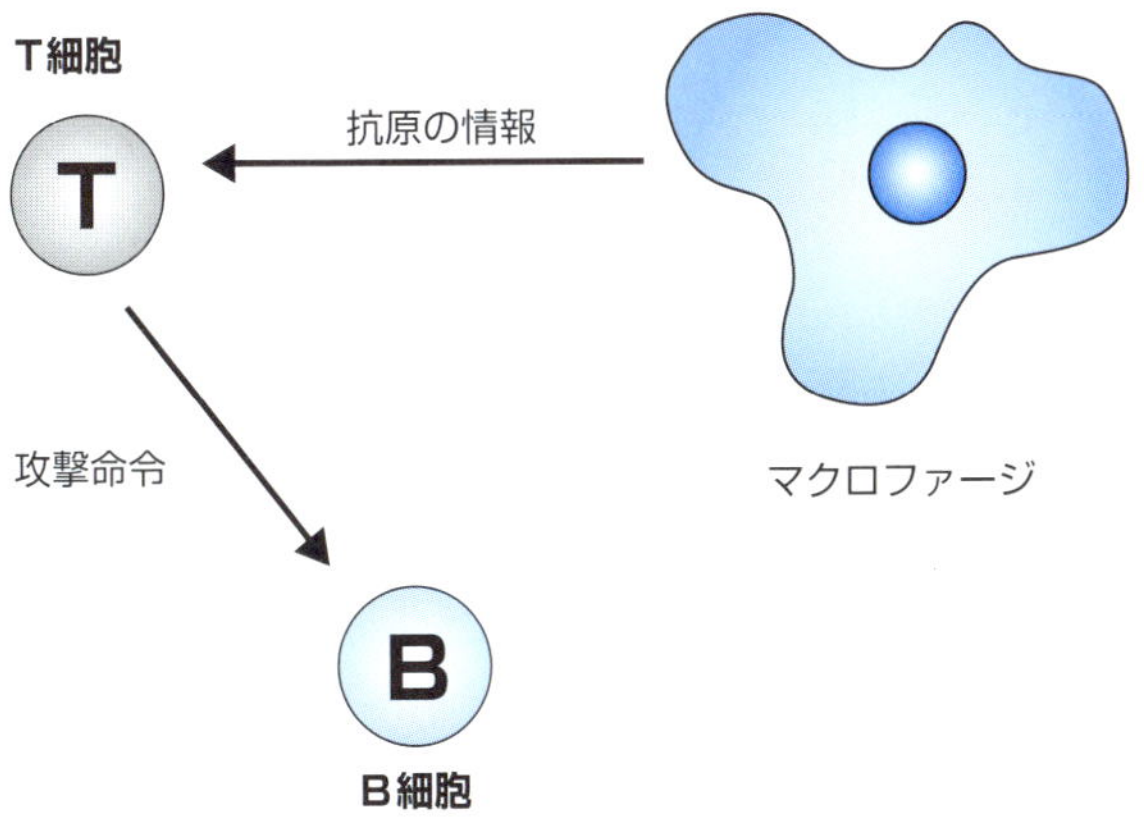

独自の戦力も持つ腸管免疫系

腸内には独自の免疫系もあります。腸管上皮の間に腸管にしかないT細胞が存在し、オリジナルの受容体で異物を見張っています。腸管上皮細胞の増殖を促進するなどの働きもしています。

小腸では、自然免疫系で働く細胞も活躍しています。粘膜固有層にはＮＫ細胞や好酸球、マスト細胞などが待機しています。

まだある腸管免疫の働き

素朴な疑問として、外敵を攻撃する免疫システムは、なぜ大量の食べ物を侵入者とみなさないのか、ということがあります。それは、免疫があれもこれもと過敏な反応をすると自己にも影響が出てしまうからです。アレルギーという状態です。

その過剰な反応を抑えるしくみが「経《けい》口《こう》免《めん》疫《えき》寛《かん》容《よう》」です。腸の免疫系は特に重要な役割を果たしています。食品中のアレルギーを起こす抗原（アレルゲン）が腸の免疫系に来たとき、「排除対象」と判断されると過剰な免疫反応につながってしまうため、食品中のアレルゲンをほかの抗原と区別してスルーさせるしくみです。制御性T細胞がかかわりますが、ここが「免疫の総司令部」と呼ばれる腸の腕の見せどころです。

この経口免疫寛容でも腸内細菌が大きな働きをしています。小腸では、乳酸菌や大腸菌が免疫細胞に働きかけて、免疫調整力を高めていると考えられます。

大腸も免疫に大きな仕事

大腸にも、小腸よりは少ないものの免疫系はあります。ここで大切なのは、大腸内の細菌と大腸の免疫系が協力して働きを強固なものにしていることです。腸内細菌は免疫を上げる作用をすることもあれば、過剰な反応を抑えるような動きが活発になると腸の腸内細菌のバランスが乱れ、免疫担当細胞の活性化にも大きな影響を与えて、免疫力も低下してくるのです。

腸内細菌からもアプローチ

腸内細菌が免疫細胞に刺激を与えて、免疫系として発達させたり、正常に戻したりという働きがあることは、実験でも示されています。無菌状態で育てたマウスは腸管免疫系の発達が悪く、重要な免疫細胞の数が少なくなります。しかし、このような無菌マウスに、通常マウスの腸内容物（腸内細菌）を投与すると免疫系も機能するようになるのです。

さて、なぜ腸内細菌は腸管免疫系の攻撃を受けないのでしょう。経口免疫寛容とは少し違います。腸管免疫細胞には、「トル様《よう》受容体」というたんぱく質が突き出しています。これは細菌の特徴を見分けるセンサーで、細胞壁の成分や細菌がつくり出す物質と結合することで、攻撃する相手を見つけ出しているのです。

トル様受容体は悪玉菌を排除するために免疫力を使い、善玉菌には使いません。一

●トル様受容体

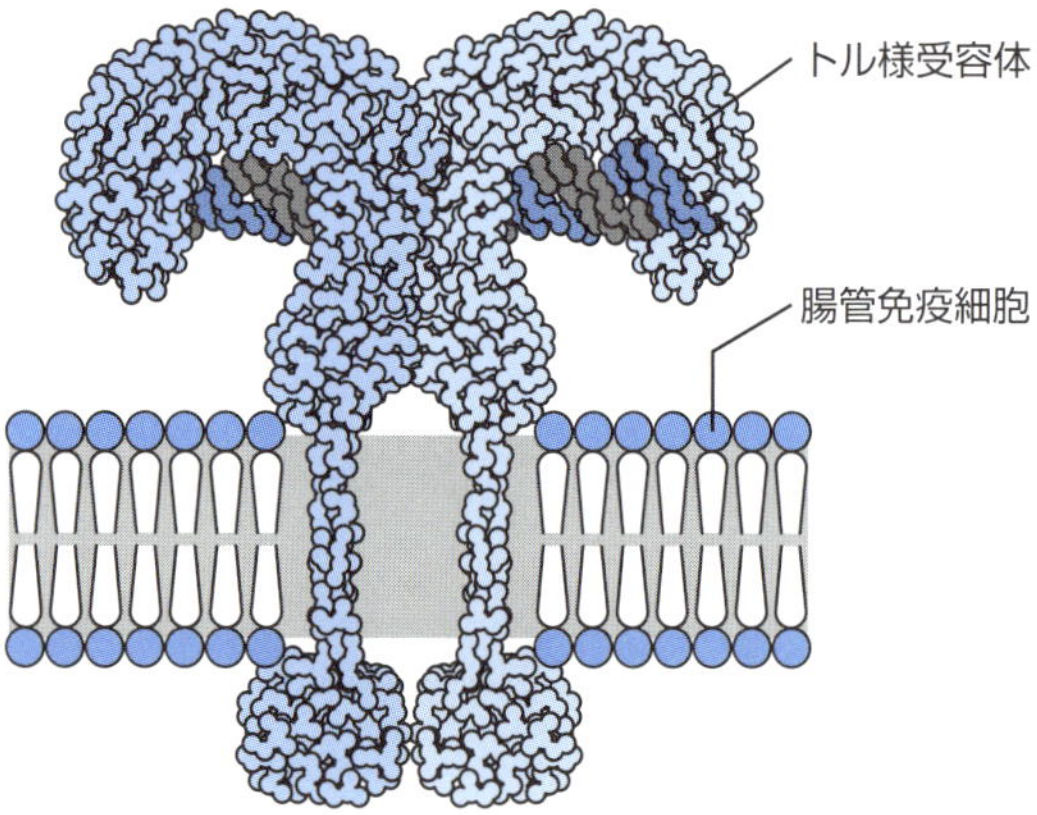

方、腸内細菌側もビフィズス菌や乳酸菌の中には、トル様受容体に積極的に働きかけることもあります。アレルギー症状を抑制したり、インターフェロンβというウイルスやがん細胞を抑える働きのある物質を樹状細胞につくらせたりしていることがわかっています。

Section 12

腸の中の世界

腸内細菌の実体

常在菌と通過菌

ここでは、腸内細菌について詳しくみていきましょう。

まず、腸内細菌は通過菌と常在菌に分けられます。通過菌が口から取り込まれても増殖する暇もなく排出されてしまうのに対し、常在菌は大腸の0・1ミリほどの厚さの粘膜に付着してその場にいることができる菌です。常在菌は、細胞分裂を繰り返して生まれ変わりながら、安住しています。

常在菌のほとんどは酸素があると成育できない嫌気性菌で、種類は1000種以上、数は600兆から1000兆個にもなります。細胞分裂のスピードは速く、6～7時間で1万から1000億倍に増えます。そのかわり死ぬのも早く、ほぼ3日で菌の命は尽きてしまいます。その後は、食べ物の残りカスやはがれた腸の粘膜などとともに大便として排出されます。

主な善玉菌の性質

腸内常在菌は、機能面から「善玉菌」「悪玉菌」「日和見菌《ひよりみきん》」に分けられることはこれまでも説明しましたが、もう少し詳しくみていきましょう。

善玉菌は、腸の働きを整え、消化吸収を促して排泄に導く働きをします。主に酢酸《さくさん》を産生するビフィズス菌、酪酸《らくさん》を産生する大便菌（フェイカリバクテリウム）、乳酸を産生する乳酸菌などがあります。

ビフィズス菌や乳酸菌はともにヨーグルトで知られていますが、働きも性質も異なる別の細菌です。乳酸菌はブドウ糖から乳

●ビフィズス菌、大便菌、乳酸菌の性質

	ビフィズス菌	大便菌	乳酸菌
栄養源	ブドウ糖		
生成物	酢酸、乳酸	酪酸	乳酸
性　質	偏性嫌気性菌（酸素があると生育できない）		通性嫌気性菌（酸素の有無に関係なく生育できる）

酸をつくり出す細菌の総称で、ビフィズス菌は主に酢酸と乳酸をつくり出し、大便菌が酪酸を大量に産生します。ちなみに、ビフィズス菌や大便菌は酸素があると生きられませんが、乳酸菌は酸素があってもなくても生きられる通性嫌気性菌です。また、菌の数にも差があり、乳酸菌が大便1グラムあたり100万〜1億個なのに対し、ビフィズス菌や大便菌は100億〜1000億個にもなります。

有害物質を全身にまき散らす悪玉菌

悪玉菌は、たんぱく質やアミノ酸などを分解して腐敗させ、硫化水素やアンモニアなどの有害な物質をつくり出します。この有害物質は腸を攻撃するだけにとどまらず、全身に巡って体の不調を誘発します。

悪玉菌には、ウェルシュ菌、黄色《おうしょく》ブドウ球菌などのほか、腸以外の臓器に侵入して下痢を起こす病原性大腸菌や、下痢や腹痛の原因となる偽膜《ぎまく》性大腸炎のもととなるディフィシル菌、大腸がんの一因にもなりうるフラギリス菌などがあります。

善か悪か。それが問題だ

日和見菌は、善でも悪でもないとされ、勢力の強いほうになびく〝無党派層〟のようだと言われますが、その正体はまだ解明されていないというのが実情です。培養さえできていない未知の菌をひっくるめた総称ともいえます。菌の名前では、バクテロイデーテスやクロストリジウムなどがあります。

研究が進むと、日和見菌には酪酸という物質を産生するものが多いことがわかりました。酪酸は、酢酸やプロピオン酸などとともに腸内環境を整える物質です。さらに、がん細胞を抑制するカギとなりそうなことも明らかになってきました。

●腸内細菌叢を形成する3勢力

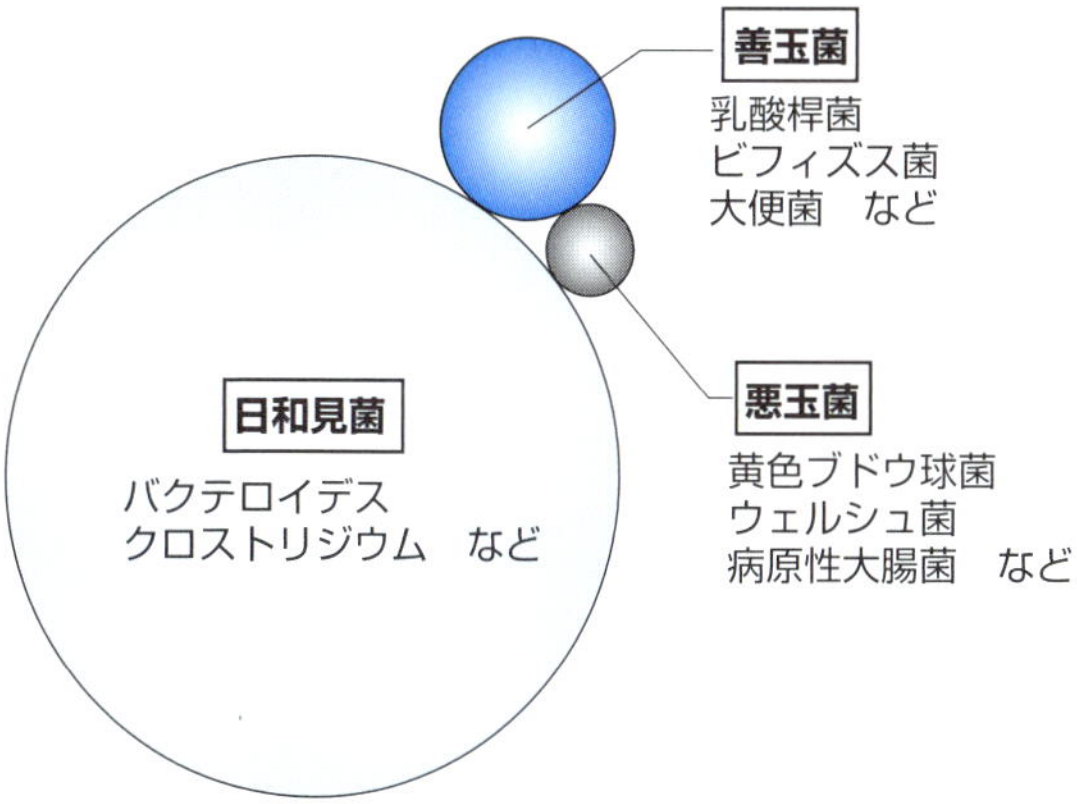

これまでは、健康のためには乳酸菌やビフィズス菌が重要であるとされてきましたが、それに加えて日和見菌グループの酪酸を産生する菌も大切だとされてきています。この分野の研究は腸内細菌学者にとって極めて重要な分野です。

「腸内フローラ」という言葉の規定は?

「腸内フローラ」は、腸内の粘膜層を1000種1000兆もの菌が埋め尽くすように共生している様子を花畑にたとえてつくられた用語です。もともとは『腸内細菌叢』と呼ばれていましたが、イメージがいいことから、健康食品を扱う企業などで現在でも多用されています。しかし、学問界では1960年代からすでに「フローラ」ではない科学的用語として「マイクロビオータ」という言葉が提唱されていました。マイクロは「微細」を意味し、ビオータは「生物相」を意味します。さらにビオータは植物相(フロラ)と動物相(フラウ)に分けられます。

常に腸内は戦国状態

腸内の細菌叢はどのような状況なのでしょうか。

そこには厳しいせめぎ合いがあります。善玉菌と悪玉菌は仲良く共存しているのではなく、たがいに陣地を広げて勢力を伸ばそうと画策しているのです。ふとしたきっかけで均衡が崩れると、一気に勢力図は変わります。食べ物や生活習慣などが乱れて悪玉菌が勢力を広げると、ヒトの消化吸収機能、生理機能、免疫機能など広い領域に影響を与えることになります。

Section 13

腸と神経細胞

腸内細菌は、脳にもモノ申す！

空腹はどこが判断する？

Ｃｈａｐｔｅｒ．1で、「腸脳相関」という話をしました。腸は脳と密接に連絡をとりながら、脳の領域である分野にも影響を与えているのですが、ここでは「腸内細菌と思考」ということを掘り下げていきます。

腸がほかの臓器と違って脳と対等につき合えるのは、脊髄に匹敵する規模の神経細胞を持っているからです。このネットワークを活用して、蠕動《ぜんどう》運動などを独自に取り仕切るとともに、脳への信号も送っています。

たとえば、一般的な人は朝起きて空腹を感じ、食事を摂ります。そして昼頃にはまたおなかが減って食事をします。夜には1日の疲れを癒して空腹を満たすために食事をします。これは、脳かあるいはどこかに〝体内時計〟があって行動のタイミングを知らせているのではなく、腸が「そろそろ食事して」とさまざまな神経経路で脳に知らせているることから起こる活動です。

マウスで起こることはヒトでも

われわれが、ヒトの腸内に細菌がいるらしいことを発見したのは19世紀後半です。その後、無菌マウスと通常マウスを使った比較研究などが進み、腸内細菌の姿が次第に明らかになってきました。

その過程で、研究者たちの間では「腸内細菌が脳に影響を及ぼすことで、思考や行動が変わってくるのでは」と考えるようになり、さまざまな実験が繰り返されてきました。現在では多くの研究者が人間でも同じことが起こりうる、としています。

では、研究成果をいくつかみていきましょう。

腸内細菌が脳の発達を左右

2011年、腸内細菌が脳の発達に影響を与えるという研究結果がスウェーデンのカロリンスカ研究所から発表されました。それによると、無菌マウスと通常マウスの行動を比較したところ、無菌マウスのほうがより大胆な行動をとりました。一見、活動的でいいようにも思えますが、動物として生きていくには、時に大胆さが致命的となります。人間でも同じです。十分に慎重になり、危険を察知する能力を備えていなければなりません。

　結論的には、無菌マウスにはサバイバル（生き残り）に必要な神経伝達物質や運動調節に関係する遺伝子や物質の量が少なかったことがわかり、腸内細菌がそれらの物質をつくる遺伝子を発現させたり、つくったりすることに一役買っているということが推測されたのです。

●無菌マウスの大胆な行動

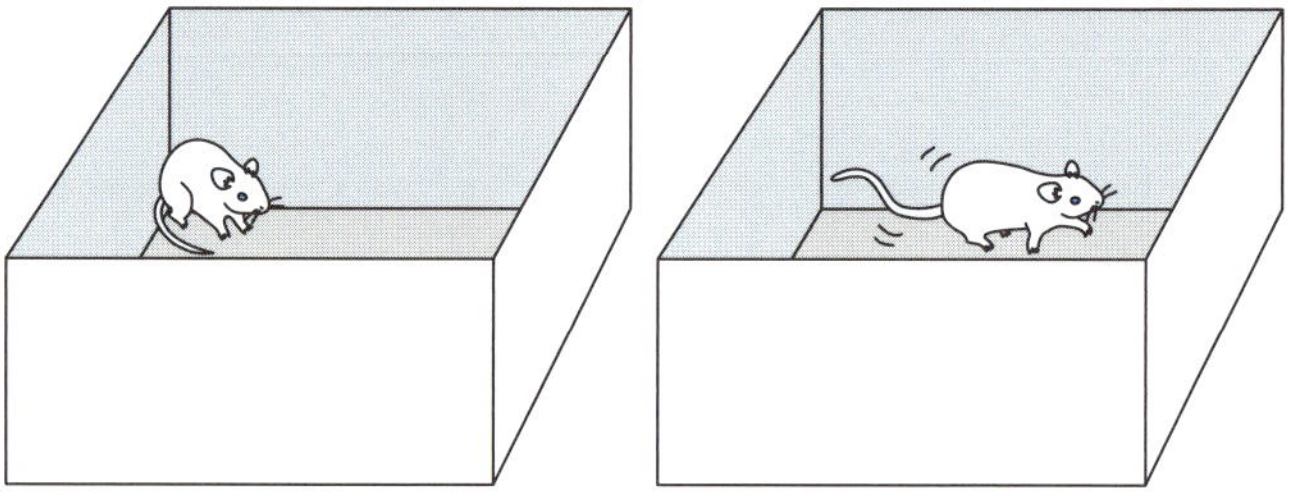

●通常マウス
生命の危険を感じると警戒する。

●無菌マウス
無防備に活動する。

乳酸菌でストレスに強くなる

こんな実験もありました。アイルランドのコーク・カレッジでは、マウスを2つのグループに分け、1つのグループに乳酸菌を含んだエサを与え、もう1つのグループには無菌のエサを与えて育てました。

そして、2週間後にマウスたちを水の中に落とすという実験をしたのです。マウスたちは水から出ようと必死でもがくのですが、無菌グループが4分ほどであきらめたのに対し、乳酸菌グループは6分以上動き続けました。

実験の後に両方のグループのマウスから血液を採取して調べたところ、ストレスに反応して分泌量が増加するホルモンであるコルチゾールの量が、乳酸菌グループでは無菌グループの半分ほどだったことがわかりました。コルチゾールが少ないということは乳酸菌グループのほうがストレスに対抗する力が強いということを示しています。

さらに脳内を調べたところ、乳酸菌グループでは脳の記憶・感情・制御にかかわる領域で、神経伝達物質のGAVA（γ-アミノ酪酸）が活性化していました。このことから、乳酸菌によってストレスに対して強くなったと考えられるのです。

さらに、あらかじめ腸と脳を結ぶ神経を切断したうえで同じ実験をしたところ、両グループの違いはありませんでした。乳酸菌を与えても、腸から脳へという情報伝達経路がなければ行動の違いは現れないということです。

無菌マウスでは脳内物質の構成に差

筆者らも研究で、「腸内細菌が脳の代謝系に影響を与えている」ということを明らかにしました。実験では、同じ無菌マウスの親から生まれたオスの無菌マウスを2つのグループに分けて、一方は無菌状態を維持し、もう一方には通常マウスの糞《ふん》を与えて腸内細菌を持つ通常マウスとして育てました。

●マウスのストレスと乳酸菌の因果関係

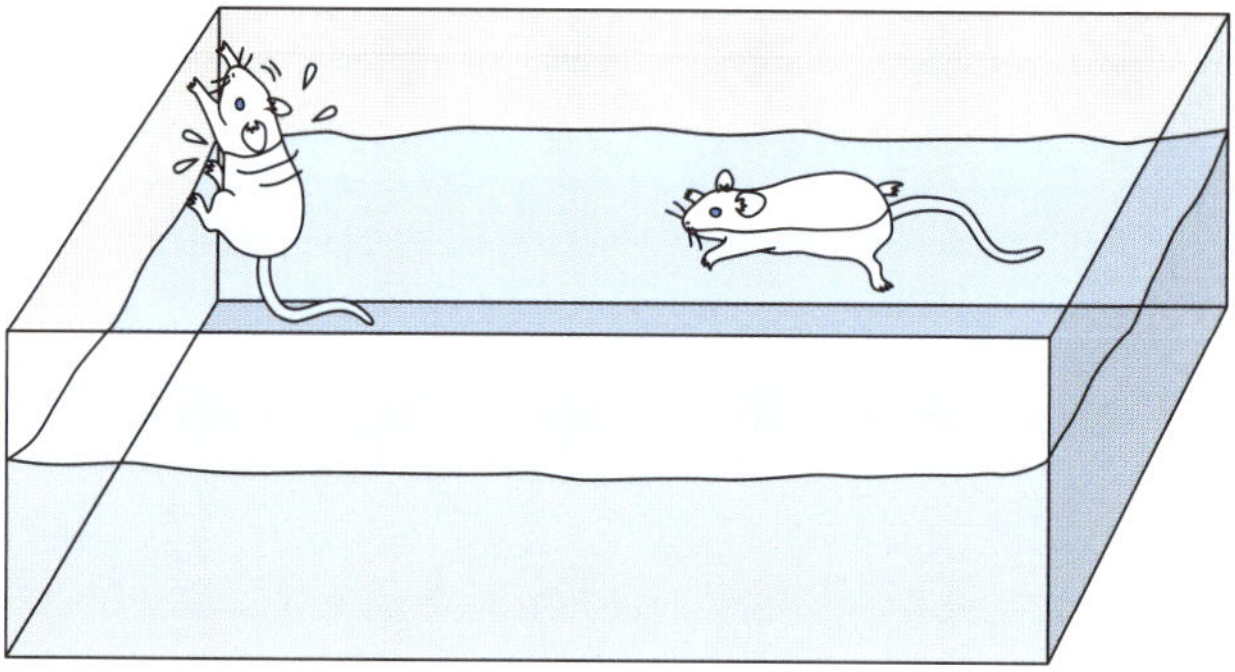

同じ条件で7週間飼育した後、マウスの大脳を摘出して大脳内物質を調べたところ、196種類の物質が検出されました。2つのグループを比較したときに、通常マウスと比べて無菌マウスで多く検出された物質が23種類、少なく検出された物質が15種類ありました。

乳児の脳発達にも関与?

実験で明らかになったのは、同じ親から生まれて、同じ環境で育っても、腸内細菌の有無によって脳内にある物質に違いがみられたということです。

無菌マウスに多く検出された物質は、ドーパミン(脳を覚醒させて集中力を高める)、セリン(記憶や学習に関係)、N-アセチルアスパラギン酸(神経系を正常に保つ)で、無菌マウスに少なかった物質には、芳香族アミノ酸(ドーパミンなどの材料)、ピペコリン酸(てんかんとの関連性)、N-アセルチルノイラミン酸(乳児の脳発達に関与)がありました。

無菌マウスに少なかった物質は、通常マウスでは腸内細菌により発生が促進されたものということになります。

乳児の脳発達にも関与しているということは、脳機能の向上が腸内細菌叢の良し悪しにかかっていると言っても過言ではありません。

ヒトでも不安レベルを軽減

このように、動物実験レベルで腸内細菌が脳に及ぼす影響について報告が相次いでいますが、ヒトを対象にした研究も行われています。フランスでは、乳酸菌とビフィズス菌を1カ月にわたってヒトに治療投与したところ、ストレスや不安のレベルが抗不安薬を使ったのと同じレベルまで軽減しました。

腸内細菌は、ヒトの思考や行動にも影響している可能性が十分に考えられます。さらなる研究が期待される分野です。

ストレス軽減も腸から

さて、私たち人間について考えましょう。下痢にしても便秘にしても、Chapter.2でさまざまな原因を示しましたが、日常生活のストレスが大きな要因でした。ストレスや不安が高じると、うつ病につながるおそれがあります。その原因や発症メカニズムに関しては不明な点も多いのですが、これまでの研究で、脳の感情を制御する神経伝達物質のバランスが崩れてしまうことが原因の一つと考えられています。

　脳は、無数の神経細胞で構成されていますが、ストレスや疲れが続くと、落ち着きや安定感をもたらすセロトニン、意欲が沸くノルアドレナリン、幸福感を増幅するドーパミンといった神経伝達物質が十分に機能しない状態になってしまいます。その結果、感情をうまくコントロールできなくなり、うつ状態になってしまうと考えられています。

　セロトニンやドーパミンの前駆体は腸内で合成され、脳に送られています。よい腸内

●セロトニンは眠りにもつながる

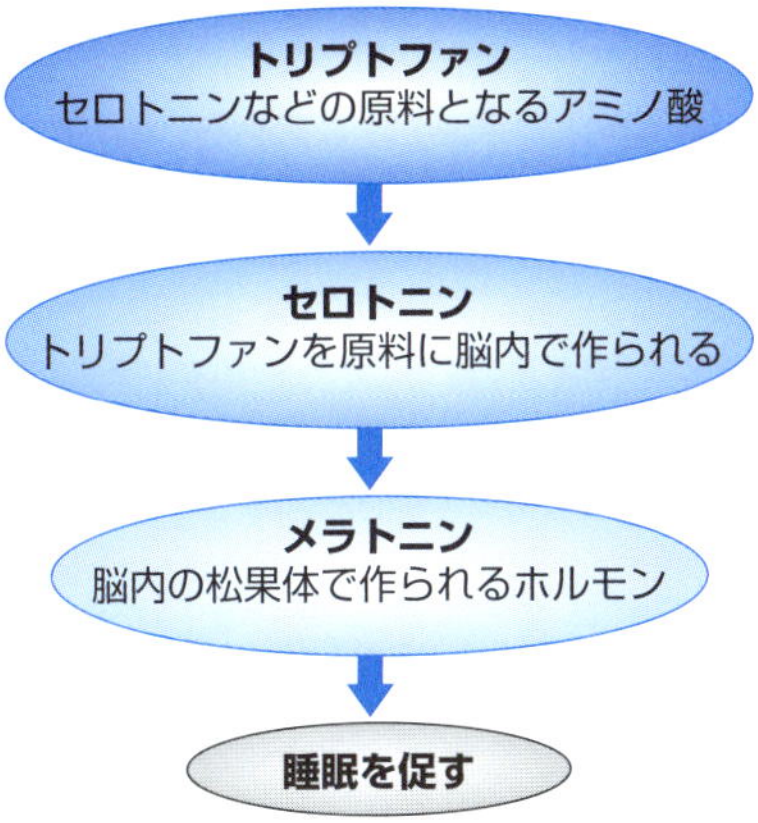

環境でそれらの物質をつくっていけば、うつの症状も改善されることになります。

腸から届ける快眠も

セロトニンが合成されると、副産物として熟睡につながる神経伝達物質「メラトニン」も合成されます。快眠はうつ症状の軽減にもつながります。

腸内細菌叢をバランスの良い状態にして、腸内細菌が神経伝達物質の前駆体をスムーズに合成し脳へ運べるような流れをつくることが、うつ病の軽減、予防につながると期待されます。

Chapter. 4
腸内細菌の理想と現実

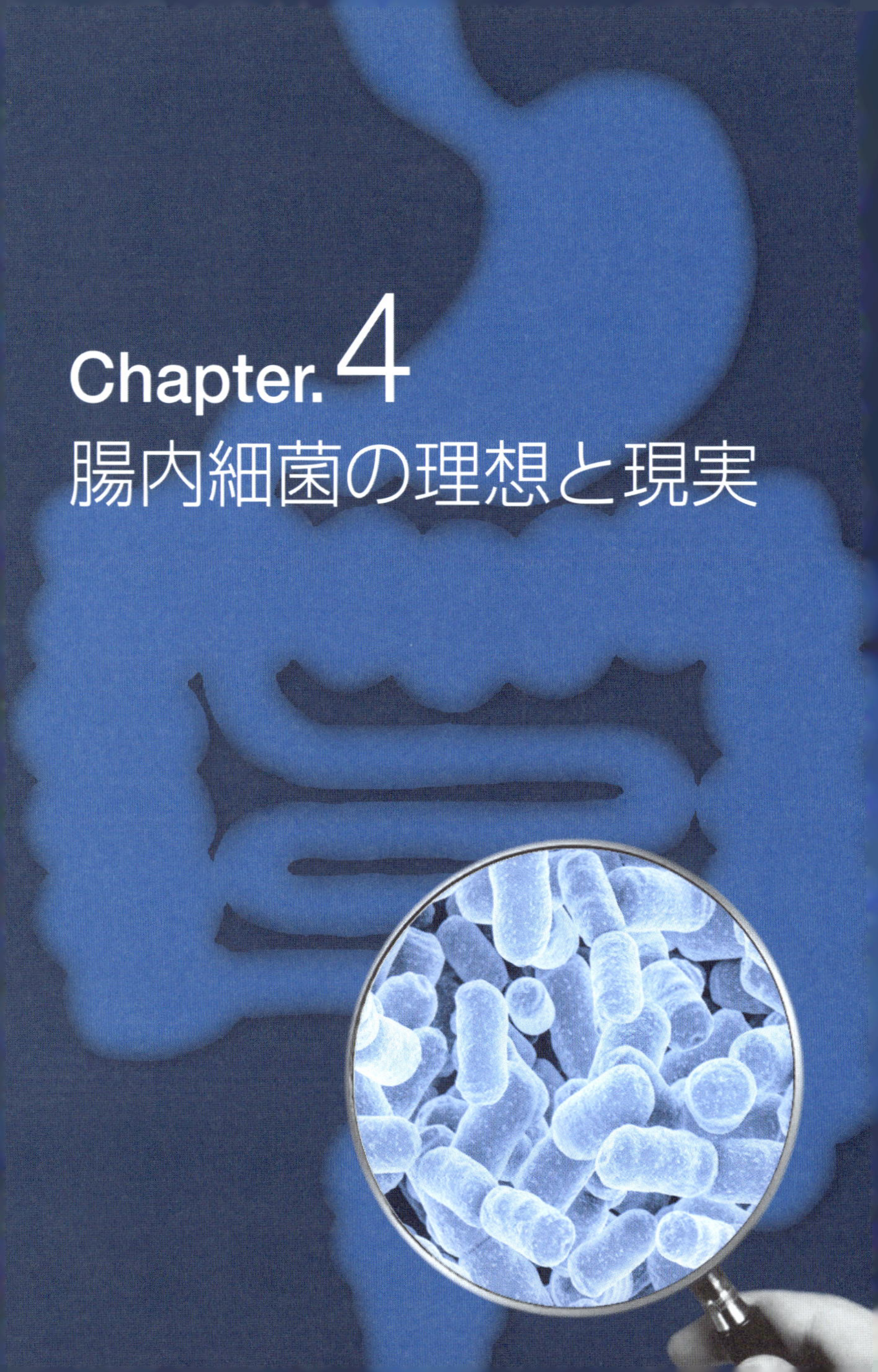

Section 14

ヒトと腸内細菌の出合い

赤ちゃんの腸内細菌事情

ヒトの生命で最初に形成されるのも腸

私たちの命は、母親の胎内で始まります。精子と卵子が受精し、受精卵は大きさと形をほぼ変えず、球体のまま分裂を続けます。細胞分裂が進むと「原腸胚《げんちょうはい》」という時期になり、球体にくぼみができて、そこから自分の細胞が内側に流れ込んでくるようになります。この窪みを「原口《げんこう》」といいます。

ナルホド、「口」なんだからこれが将来の口になるんだな、というのは早合点です。原口は、肛門になるのです。原口からさらに細胞が入り込んで伸びていった先に口ができるのです。

この胚の成長過程は、生命の進化の過程と同じく、腸が先に形成されることを示しています。その理由は、生命維持に不可欠な栄養素の吸収のためには腸が必要なために、脳や心臓よりも優先されていると考えられています。

いったん腸を出して位置を確かめる

受精卵の細胞分裂が進んで、妊娠8週目になると、ヒトらしい形になり胎児と呼ぶ段階に入ります。このころには、いったん腸を身体の外に出して、また体にしまい直す「腹腔《ふくくう》内への還納」が行われます。長い腸をうまくおなかに納めるために腸の一部を臍《さい》帯《たい》に出して、そこで成長させてから12週目くらいにまた胎児のおなかに戻すという作業が行われます。この時期の胎児は3センチほどですが、この段階で小腸や大腸が正しい位置へと収められていきます。

●受精卵から原口へ

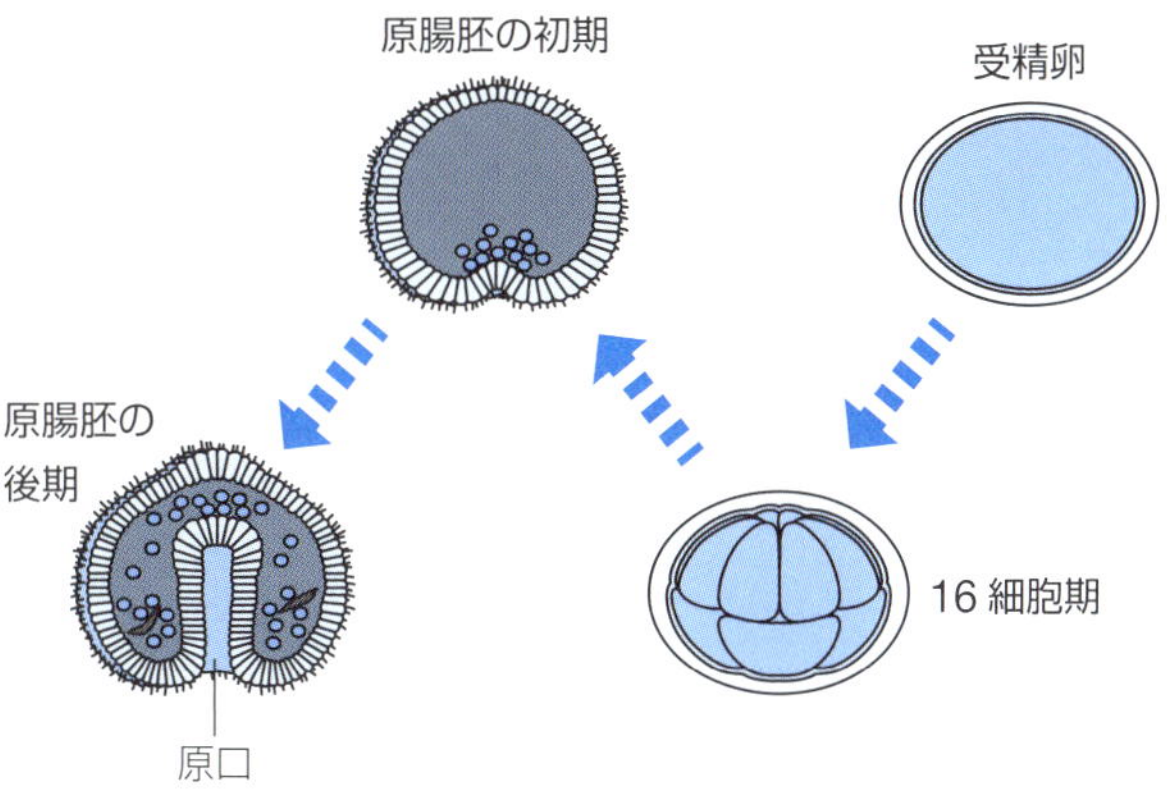

身長の7倍の腸をおなかに抱えて

生まれたばかりの新生児の小腸は、身長の7倍ほどにあたる1・5〜2メートルものの長さがあります。大人になると腸は身長の4〜5倍の長さなので、赤ちゃんのほうが体の大きさに対する腸の占める割合が大きいことがわかります。赤ちゃんのおなかがポッコリしているのはそのためです。

無菌状態の胎児に腸内細菌を与えるのは

受精卵から胎児に至る過程は、母親の子宮の中で無菌状態にあります。もちろん腸内細菌もいません。では、腸内細菌はいつヒトの体に入ってくるのでしょうか。

一つには、出産時に産道を通って体外に飛び出すときに母親から最初の細菌をもらい、その後、外の世界で菌と接するたびに細菌数が増えていくという説があります。最初の細菌との出合いは、母親の膣内（産道）にいる細菌を飲み込む、というものです。

膣内細菌と腸内細菌では構成は違いますが、膣口と肛門は隣り合っているため共通する菌もいます。新生児が母親から出てくる瞬間、まずそれらの細菌の感染が起こり、それらの菌のうち、成長の過程で常在菌として生き残る種類もいるというわけです。

また、母親の母乳に由来するという説もあります。母乳で育てられた乳児ほど、ビフィズス菌や乳酸菌などの善玉菌が増加していくというものです。

帝王切開の場合の腸内細菌

帝王切開で生まれた赤ちゃんの腸内事情は少々違っています。産道を通って産まれた赤ちゃんには、母親譲りの腸内細菌がみられるのですが、帝王切開で生まれた赤ちゃんでは、最初に接触した人がもっていたとみられる菌が存在するといわれています。また、帝王切開による赤ちゃんは、産道を通ってきた赤ちゃんよりも喘息や花粉症などのアレルギー疾患にかかりやすいという説もあります。

スペインのバレンシア大学の研究チームが母乳に含まれる細菌の種類をDNA解析したところ、出産後1週間の初乳には700種類もの細菌が含まれていることがわかりました。これまで考えられていた規模よりもはるかに多く、その中には乳酸球菌のラクトコッカスなどの腸内細菌も含まれていました。

また、母親が肥満だったり、妊娠中の体重増加が著しかったりした場合には、母乳に含まれる細菌の種類が少ないことも明らかになりました。

動物も母から「第2の遺伝子」

動物では、生まれてきた子どもに母親が自分の糞を与えたり、子どものほうから母親の肛門をなめたりといった行為が観察されています。これらの行為は、母親の腸内細菌を子どもが体内に取り込むことが目的だと考えられています。

コアラはユーカリの葉しか食べませんが、ユーカリには毒のあるタンニンが含まれています。もしほかの動物が大量に食べたら体や命に害を及ぼすことも考えられますが、コアラは平気です。それは、タンニンを分解する酵素をつくる腸内細菌を持っているからです。しかし、生まれたばかりではまだそのような腸内細菌を持っていません。子どもが離乳期を迎えるころに母親が自分の糞を食べさせて腸内細菌を移植させているのです。

腸内細菌は「第2の遺伝子」

ヒトの体内で生きている腸内細菌は1000種、500〜1000兆個にも及びますが、その構成は母子間でかなりの共通点があることがわかっています。親から子へ受け継がれる要素が強いために、腸内細菌は「第2の遺伝子」と呼ばれることもあります。

世界中の民族で日本人だけがもっている特殊な腸内細菌があります。フランスのロスコフ生物科学研究所が2010年に、ある海洋細菌がアマノリ属という海藻の細胞壁を分解することを発見しました。

アマノリ属の海藻とは、日本人が古くから食べてきた海苔《のり》のことです。日本人は、その海洋細菌が出すのと同じ消化酵素を自身の腸内細菌がつくり出していることがわかりました。この腸内細菌は、筆者たちが発見、命名・提案したバクテロイデス・プレビウスといって、このプレビウス菌には海藻の繊維を分解する酵素遺伝子の存在が確認されています。

日本人は古くから海苔を生で食べる習慣があったために、海苔をエサとするバクテリアもいっしょに飲み込み、海苔を消化できる酵素をつくる遺伝子を腸内細菌が取り込んだのではないかとみられています。

おなかのためにも「公園デビュー」

「公園デビュー」という言葉があります。子育ての過程で、子どもが外遊びを始める時期に、主にお母さんと、赤ちゃんがともに公園に出かけていって最初の社会的交流をもつことをいいます。お母さんたちにとっても子育て仲間との交流の始まりとなるため、大人同士の付き合い方などのほうがクローズアップされがちですが、大事なのは子どものほうです。

最近、公園デビューをさせない母親が増えているといいます。砂場に〝バイ菌〟が多くいることが話題になったこともありますし、虫もいれば小動物の糞尿もあるかもしれません。それを不潔として遠ざけているそうなのですが、神経質になり過ぎるのはあまりおすすめできません。

「衛生仮説」という学説があり、清潔過ぎる環境だと体に雑菌が入ってこないので、かえってアレルギー疾患を起こしやすい体質になるという仮説です。わが子の衛生環境を心配する親心は大事ですが、アレルギー性皮膚炎に弱い、アトピー性皮膚炎や花粉症になりやすい子どもになっては、かえってかわいそうです。無菌状態で母親の体内で育ち、外に出るときに腸内細菌をもらう、そして、さまざまな菌をゆるやかに自分のものにしながら、赤ちゃんたちは体力的にも免疫力的にもバランスのとれた体に育っていくのです。

Section 15

現代日本、オトナの腸内細菌事情

幼児の段階で、腸内細菌はオトナ

さて、赤ちゃんから幼児へと成長が進むと、腸内細菌の構成はだんだんと成人に似てきます。ビフィズス菌が減り、代わりに日和見《ひよりみ》菌のバクテロイデーテス、ユウバクテリウムなどが増加し、悪玉菌のウェルシュ菌も増えていきます。幼児の腸内細菌叢は、成人とほとんど同じといってもいいでしょう。

長い人生は始まったばかり。学齢期を経て社会へ巣立っていくことになります。身体にいいものを食べて、運動し、よい眠りを得ていれば理想的な健康生活が送れそうなものですが、それを守って生きていくことのたいへんさはどの世代も一緒です。食事の偏《かたよ》り、生活パターンの変化、そして「ストレス」という難敵もいます。

歳とともに環境変化

腸内環境は、油断するとどんどん悪化していきます。20代なら善玉菌のビフィズス菌が22〜25%、悪玉菌のクロストリジウムは10〜12%ですが、50代になると、ビフィズス菌は5〜8%に減ってしまいます。

高脂肪食を好んで摂っている日本人の腸内細菌と、日本食を多く摂っている日本人の腸内細菌を比較したところ、高脂肪食群のほうがビフィズス菌の割合が少なく、バクテロイデーテスやクロストリジウムの比率が大きくなっていました。高齢になるとさらに善玉菌は減少し、検出されないほどになることもあります。

●年齢とともに腸内環境も変化

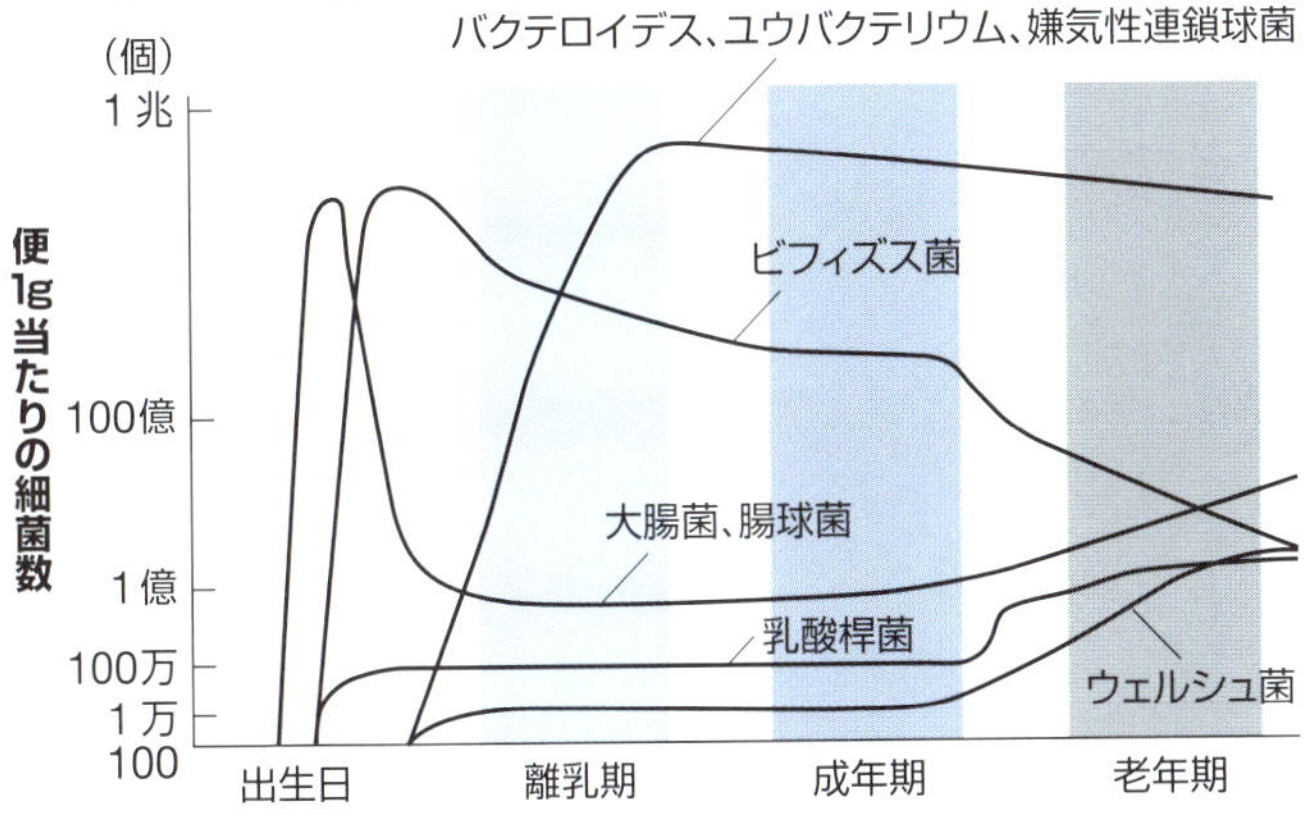

出所:『腸内細菌の話』光岡知足(岩波書店)より作成

しかし、悪玉菌は増加を続けるのです。便の量が減り、においがきつくなり、便秘がちで、出てもひょろひょろと細い「老人性賽便《さいべん》」が目立つようになります。

中年期以降は、乳酸菌やビフィズス菌を含む食べ物やそれを補佐する食材を積極的に摂るようにすることが改善につながります。摂り方については後述します。

1日1・5キロの肉だけで生活すると…？

食生活の改善というのは、言うは易しなのですが、実際に行動に移すのはなかなか難しいものです。そこで筆者は、「悪い食生活を極めたらどうなるのか」を知ることから始めてみようと、1日1・5キロの牛肉だけを40日間食べ続けるという実験を試みたことがあります。朝食にはハムやソーセージといった加工肉、昼食と夕食はステーキで、ご飯やパン、野菜は食べませんでした。

この食餌《しょくじ》実験には、理化学研究所に就職して与えられた研究テーマが背景にあります。テーマは「大腸がん発症に関する腸内細菌の探索」です。私は当初、大腸がん患者の腸内細菌を調べましたが、あまり意味がないと思い、自ら腸内環境をアメリカ人並みにしようと、脂肪たっぷりの牛肉を食べ続けたのです。

実験中、次第に体臭がきつくなってくるのが自分でもわかりました。顔がギトギトと脂性になってくるといった表面上の変化もありましたが、体が重く感じられ、疲労感がつきまとうという体調面の不調も出てきました。

そして、大便の変化です。実験前は黄色っぽい色だったのが、日を追うごとに黒に近くなっていき、実験終了のころにはコールタールのような真っ黒な便になっていました。そのニオイも実に強烈なものでした。

大便のph《ペーハー》（酸性またはアルカリ性にどれだけ傾いているかを表す数値）は、実験前は6・5の弱酸性だったものが、終了時には7・6の弱アルカリ性に変わっていました。弱酸性ということは、善玉菌である乳酸菌やビフィズス菌の勢力が強いということですが、肉食の連続により、それら善玉菌の力が弱まってしまったとみられます。

腸内細菌の分布を調べたところ、実験前は20％を占めていた善玉菌が15％に減少し、クロストリジウム属などの悪玉菌が10％から18％に増えて、その勢力関係は逆転しました。僅差にみえますが、差の大きさよりもどちらが強いかが重要なのです。というのは、無党派層の日和見菌が強いほうに加担するためで、このような状況では腸内環境は悪化の一途をたどってしまうわけです。

腸年齢チェックテストをどうぞ

さて、自分の腸内環境が気になっていても、なかなか〝測定〟の機会はないものです。

筆者は、「腸の老化」が「脳の老化」にも影響するのではとの前提で、「腸年齢チェックテスト」を考案しました。本当に腸内環境を把握するには大便を採取して腸内細菌の状態を分析することが必要ですが、忙しい現代人がその手間をかけるのは大変です。そのような方々が簡便に自分の腸の状態を把握できるようにと、これまで行った研究とアンケート調査をもとに、いくつかの質問に答えるだけで腸年齢の目安がわかるようなテストを構築したのです。

実年齢と腸年齢は全く別のものです。「過信」も「自虐」もいったん忘れて、チェックテストにトライしてください！　次のページで該当する項目をチェックし、数を数えましょう。

●腸年齢チェックテスト

生活習慣に関する質問	食事に関する質問	トイレに関する質問
□トイレの時間が決まっていない	□朝食は摂らないことが多い	□いきまないと大便が出ないことが多い
□おならがくさいと言われる	□朝食は短時間で済ませる	□排便後も残便感がある
□タバコをよく吸う	□食事の時間は決めていない	□大便が硬くて出にくい
□顔色が悪く、老けて見られる	□野菜不足だと感じる	□コロコロとした大便が出る
□肌荒れや吹き出物に悩んでいる	□肉料理が好き	□大便がゆるくなるときがある
□運動不足が気になる	□牛乳や乳製品が苦手	□大便の色が黒っぽい
□寝つきが悪く、寝不足を感じる	□外食が週４回以上	□大便が便器の底に沈む
□いつもストレスを感じる	□アルコールをいつも多飲する	□大便がくさい
チェック数 ＿＿＿ 個	**チェック数 ＿＿＿ 個**	**チェック数 ＿＿＿ 個**

チェックテストでチェックした項目の数によって、腸年齢が推測できます。

【4つ以下】　腸年齢は、実年齢以下

腸年齢は実年齢以下で、腸内環境も良好と考えられます。腸が原因の病気や不調は起こりにくい状態にあります。しかし、油断は禁物です。これまでのような生活を続けることで、若い腸を維持してください。

【5～9個】　腸年齢＝実年齢＋10歳

実年齢よりも腸の老化が進んでいます。でも、まだ〝軽症〟です。日ごろ健康に気をつけている人でもこのクラスに入ることがよくあります。もうひと工夫、という気持ちで腸内環境を意識すれば、実年齢以下の腸に戻れます。

【10～14個】　腸年齢＝実年齢＋20歳

生活リズムが乱れがちな人や、便秘に悩む女性に多いクラスです。一見、健康そうに見えても腸内環境は病気になる一歩手前まで来ています。生活のしかたでも食事でも、気がつくところから生活改善を進めてください。

【15個以上】　腸年齢＝実年齢＋30歳

年齢とは関係なく、腸はすでに「老人」の域に達しています。腸内細菌叢が悪玉菌優位になっているので、早急な生活改善が求められます。放置すると、思わぬ大病となって現れかねません。

少し大げさなのでは、と思う人もいるかもしれませんが、そんなことはありません。腸の老化は健康を大きく損ないます。しかし、腸内細菌叢は、日常生活を改善することで十分に若返ります。

腸年齢は老化にも関連？

ある集団でこのテストをした後に、対象者を「腸年齢が理想的」「やや老化」「かなり老化」にグループ分けして、脳の老化についての関連を調べました。「固有名詞が出てこない」「新しいことが覚えられない」「アイデアが思い浮かばない」など11の項目に当てはまるかどうか聞いたところ、「腸年齢が理想的」のグループではほかのグループよりもすべての項目で該当数が少ないという結果になりました。

腸脳相関や神経系という面で、腸と脳の関係性を説明してきましたが、それが調査でも明らかになったということです。

女性の腸内細菌

Section 16

現代日本、女性の腸内細菌事情

深刻な女性の腸内環境

おなかの具合に悩む女性はとても多くいます。たとえば、外出先ではトイレに行く機会をもちにくかったり、ダイエットをしていると食事が偏ったりすることで、おなかに不具合が生じるのです。

２００７年に20～60代の女性６００人を対象に行った「ヤクルト健康調査『腸年齢と健康意識に関する調査』」では、先述した筆者の「腸年齢チェックテスト」を利用しました。その結果、腸の平均年齢は20代で45・７歳、30代で51・３歳、40代で54・２歳という数字が出ました。いずれの世代でも腸年齢が、実年齢よりもはるかに上回っているということです。特に若い世代ほど実年齢と腸年齢に開きがあり、腸の老化が進んでいるという傾向が明らかになりました。一方で、60代では「実年齢より若い」が半数に達するなど、高年齢層は健康であることも明らかになりました。ほかに「専業主婦」「既婚者」「高収入」層で腸年齢が若いという傾向が出ました。

肌に直結、女性の腸内環境

さらに調査を進めるために、回答者の腸内環境を「理想的」「やや老化」「かなり老化」にグループ分けしました。そして、各グループと肌の悩みなどとの関連を調べたのですが、腸年齢が若いほど肌も考え方も若いということがわかりました。

肌に悩む割合は、「乾燥」では、腸年齢が「理想的」で36・4％だったのに対し、「とても老化」では58・1％、「毛穴の開き」では「理想的」で21・6％、「とても老化」で44・2％、「ハリやツヤがない」では「理想的」で28・6％、「とても老化」で41・9％となり、いずれも大きな差がつきました。

注目すべきは、腸年齢が若い層ほど自分自身に対して肯定的で楽天的なイメージをもっていることです。「加齢によって失うものより得るもののほうが大きい」と答えたのは、「理想的」で41・1％、「とても老化」で25・6％と、腸年齢が若い人ほど自分自身の将来に対して明るいイメージをもっており、腸年齢が老化している人ほど自己否定的で悲観的なイメージの人が目立ちました。

腸内細菌は脳の老化にも関与

筆者は、腸年齢と脳の老化現象との関連まで踏み込みました。「理想的」「やや老化」「かなり老化」に分けた回答者に、自身について下表の質問項目で該当するものがあるかをたずねました。

回答によると、「理想的」グループは「やや老化」「かなり老化」に比べて、すべての項目で該当数が少ないという結果が出ました。逆に「かなり老化」のグループは11項目中9項目で「やや老化」を上回り、脳機能との関連をうかがわせました。

2人に1人が毎日「肉食女子」

2012年には、森永乳業が「独身女性と肉食調査」

●質問項目

・固有名詞、漢字が出てこない。	・同じ話を繰り返す。
・何をするためにその場所へ行ったか忘れる。	・アイデアが浮かばない。
・会話に「アレ」「ソレ」が多い。	・簡単な計算ができない。
・新しいことが覚えられない。	・ものごとを決められない。
・何を言おうとしたのか忘れる。	・同じことを長く続けられない。
・物をあちこちに置き忘れる。	

というアンケート調査を行いました。対象は20～40代の独身ＯＬ４５０人で、結果からは現代女性の肉食ぶりが明らかになりました。

全体の47・1％が肉を「1日1食以上」食べるとし、その半数が「1日１００グラム以上」でした。ちなみに、好きな肉料理は、焼き肉、ハンバーグ、しゃぶしゃぶ、すき焼き……と並びました。

健康面での悩みも浮き彫りになりました。「ガス（おなら）が出る」（64・7％）、「おなかが張りやすい・ポッコリする」（65・6％）、「大便が不規則・出にくい」と答えたのは半数近く（48・7％）に上り、53・8％が「自分の腸内環境は悪い」と考えていることもわかりました。

お肌への影響も心配ですが、腸内環境の乱れは何といっても大きな病気につながることがあり得ますから、注意が必要です。

食物繊維が排泄時間を決める

女性の腸内環境を悪くする原因として、あらためて便秘を取り上げましょう。便秘を引き起こす原因は、いくつか考えられています。

1つ目は、「偏った食事」。肉など自分の好きなものを優先する、スナック菓子やファストフードも大好きとなると、腸内環境の悪化とともに大便をつくる過程で重要な存在となる食物繊維が不足するために、固まったコロコロした大便になってしまいます。

イギリスの医師・バーキット博士が、ウガンダの黒人女性グループとイギリスの白人女子学生グループの食事の消化管通過時間を調査しました。その結果、ウガンダ群では排泄時間は平均35・7時間、排便量は1日平均470グラムだったのに対し、イギリス群では排泄時間は2倍以上の73・4時間、排便量は3分の1以下の140グラムでした。

バーキット博士は、この差はどこに原因があるのか考えました。ウガンダ群では精製していない穀類やイモ、豆を頻繁に食べていたのに対し、イギリス群ではパンや肉類をベースにした食生活が基本でした。食物繊維の摂取量の違いが排泄時間と排泄量に関係していることが明らかになったのです。

便秘は歩くことで解消

便秘を引き起こす原因の2つ目は、「運動不足」です。排便するときに大きな役割を担うのが大腰筋《だいようきん》と腸骨筋《ちょうこつきん》です。1日9000歩以上歩けばこれらの筋肉が鍛えられるとされています。腸周辺の他の筋肉も鍛えられるため、便秘解消には有効な対策です。

便秘を解消するには、食生活に気を配り、適度な運動をするとともに、朝起きてコップ1杯の水を飲む、朝食の後に時間をとる、便意をもよおしたときに我慢して、排便のチャンスを逃すことがないようにするなど、出るとき・出したいときにいつでも出せるよう生活環境を整えることが大切です。

大腰筋と腸骨筋

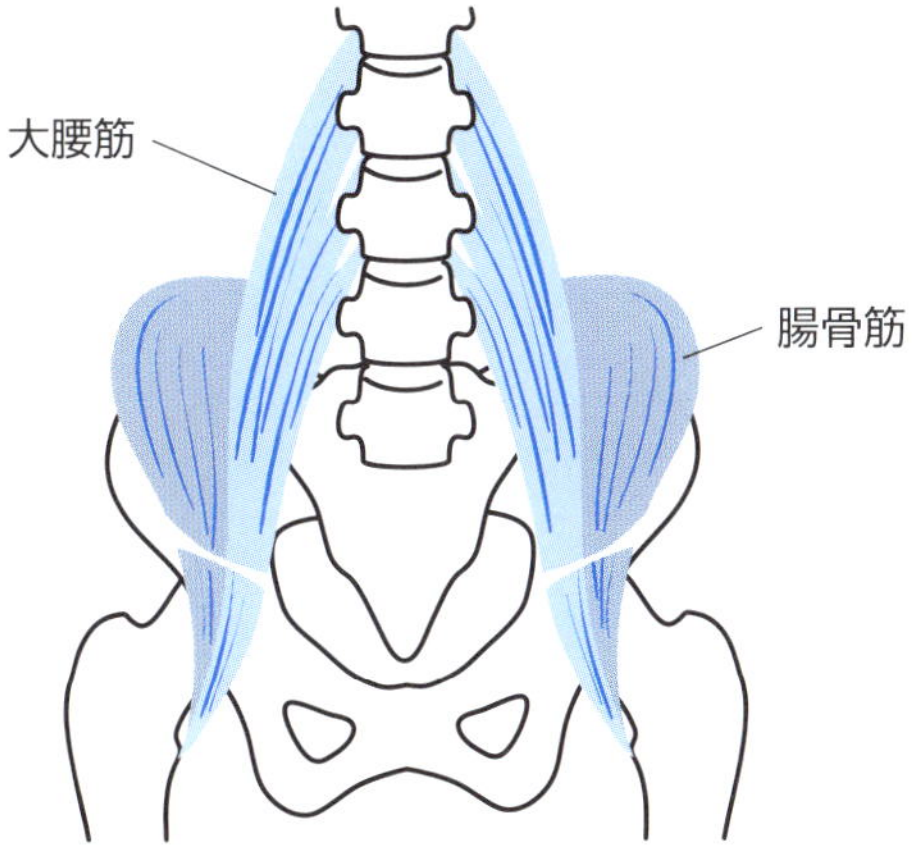

Section 17

腸と腸内細菌がよろこぶ生活

腸内環境、どうすればいいの?

さて、本書では何度も「腸内環境を整えることが大切です」と書いてきましたが、当然「いったいどうすればいいの?」という疑問が湧いてくるでしょう。ここでは腸内環境を整える実践のヒントをお伝えします。

まずは、「気の持ち方」です。多くの人は、男女を問わずに食べることが好きです。もちろん、体の調子であまり食べられない人、拒食症などに悩む人もいるでしょう。そういった人たちは、まず自分自身が困っている症状を専門医療機関で治療したり緩和したりしてもらってから、腸内環境について考えましょう。ここでは、特に病気ではない人へ、という前提で話を進めます。

生活の中にいつも「大便」への意識

食べることに興味のある人は、「食べること＝生きること」くらいのイメージをもっているのではないでしょうか。腸内環境を考えるときには、そこを少し転換していただいて、「出すこと＝生きること」という感覚を持っていただきたいと思います。

何を食べれば、よい大便が出るのか。下痢や便秘をしないようにするにはどのような生活・行動が望ましいのか。頭の片隅でいいですから、常に意識していただきたいと思います。食べるものに気を配り、生活のいろいろな場面で常に「大便の存在」を忘れないでください。

「レター・フロム・ボディ」

腸をよい状態にするためにまず大切なのは、現状のチェックです。それは日常生活において、大便の状態を確かめることでできます。「便所」という言葉がありますが、筆者はこれを「お便《たよ》り所《どころ》」と読んでいます。大便は、体が自分の状態を教えてくれるお便り（レター）なのです。

理想的なのは、1日1回の排泄があり、大便の形状は、しっとりとした半練り状で、色は黄褐色、大きさはバナナ2本くらいです。健康的ならば、においも強くありません。逆に言うと、硬くなったり、黒くなったり、くさくなったりという状態が続く場合は、腸内環境が悪くなっているということです。ひょっとして、すでに病気として現れているかもしれませんから、場合によっては医療機関の受診もおすすめします。

ちゃんと中身も見よう

大便というレターを〝読む〟ときには、内容にもこだわってください。たまに、食べた食材がそのまま便に混ざっていることもあります。「消化不良かも……」と心配になる方もいるかもしれませんが、大丈夫です。消化されていないのは食物繊維です。腸の消化活動を大いに手助けするとともに、腸を強くしてくれてもいます。

また、その大便がいつ食べたものであるかということを判断する目安にもなります。「あの食事ではセロリを食べたな」と思い出せば、どれだけの時間をかけて大便ができたかを推測する手がかりにもなります。理想は、12時間から18時間以内とされています。

大便を出す3つのポイント

理想的な大便を出すには3つのポイントがあります。

- 大便をつくる力
- 大便を育てる力
- 大便を出す力

「大便をつくる力」から説明しましょう。大便をつくる力とは、言いかえれば、「よい大便のもとになる食べ物を摂る力」ということです。大便の質は、食べ物でほぼ決まります。肉食ばかりでは黒くてくさい大便しか出なかったことは、筆者の実体験として書きました。良い大便のためには野菜や発酵食品ももちろん大切なのですが、ここであらためて取り上げたいのが「食物繊維」です。

大便を「つくる」ことに貢献する食物繊維

先ほど述べたように、大便には消化されていない食物繊維が含まれていることがあります。食物繊維の役割は、単に食べ物の残りカスとして大便の量を増やすだけではありません。食物繊維は、根菜類に代表される野菜、果物、穀物、海藻、きのこ、豆類に多く含まれ、５大栄養素（たんぱく質、脂質、糖質、ビタミン、ミネラル）に次ぐ「第６の栄養素」ともいわれています。

食物繊維はヒトの消化酵素では分解されずに大腸にそのまま届き、そこで、腸内の老廃物や有害物質などをからめ取って排泄してくれます。「腸の掃除屋」というイメージです。さらに、食物繊維が腸内細菌により発酵されるときに放出される酪酸は、ビフィズス菌など善玉菌の味方をする物質です。悪玉菌も食物繊維があると増殖できず、腸内細菌叢を良い方向に導く働きがあるのです。

海藻の食物繊維に注目

食物繊維は水分も保持しているので、大便が硬くなって排泄されにくいという状況も回避します。大便は腸内の滞留時間が長すぎると硬くなり、短すぎると下痢になってしまいます。食物繊維にはその具合を調整する働きがあるのです。

食物繊維の中でも便秘には海藻が有効です。海藻の食物繊維は消化されにくいため、半日程度でそのまま大便として出ます。筆者が特におすすめするのは、「メカブ」です。メカブにオクラ、納豆を混ぜたものを食べたところ、腹痛を伴う便秘から1日で解放されたという例があります。

「育てる」にはビフィズス菌

次に「大便を育てる力」です。便を育てるには、善玉菌が優位な腸内環境を維持し続

●便秘から女性を救う「最強ネバネバ食」

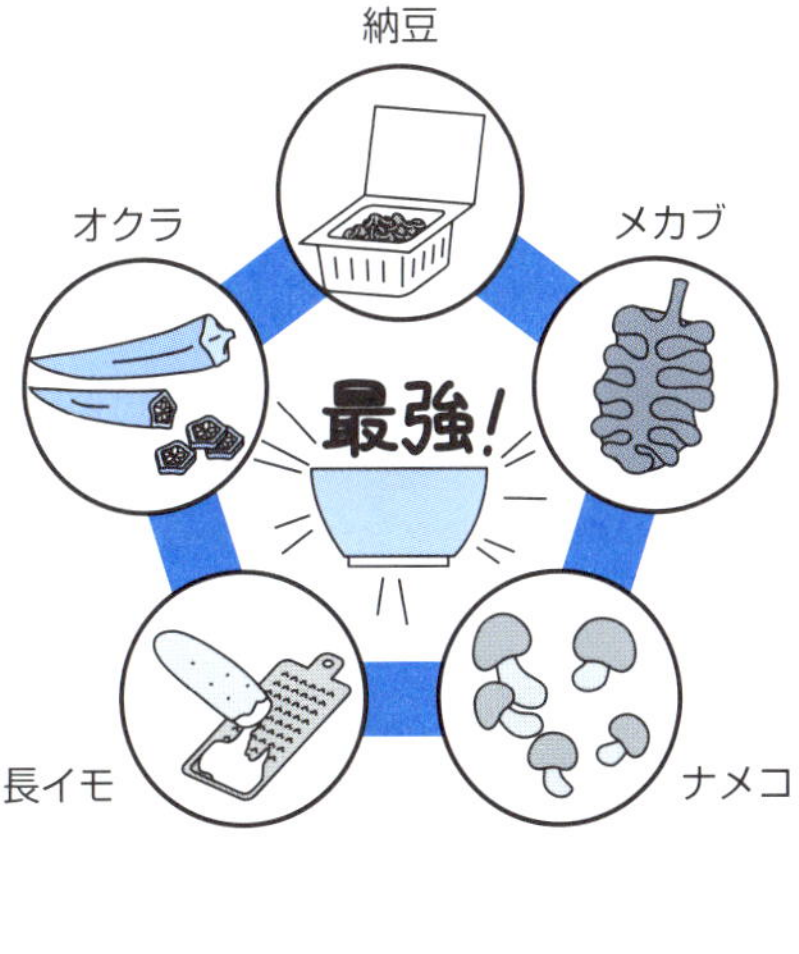

けることが大切になります。善玉の代表は乳酸菌とビフィズス菌。善玉菌は身体に有用な酸性物質をつくるとともに、アルカリ性を好む悪玉菌の勢力を抑えて悪玉菌が出す有害物質を減らします。善玉菌を増やすにはヨーグルトや乳酸菌飲料、納豆などの発酵食品を積極的に摂ることが大切です。

日常で鍛える「出す力」

3つめが、「大便を出す力」です。腸を刺激して大便を送り出す蠕動《ぜんどう》運動は腸が自ら考えて行っていますが、肛門から排泄されるのにあと少しという段階では、腹筋や腸腰筋の力が必要です。

日ごろから大便を出す力に悩んでいる人は、意識して「歩く」ことから始めましょう。若い方は1日9000歩、高齢の方は6000歩を目標としてください。筆者がおすすめするのは、1日に20～30分ほど、息がはずむ程度のスピードで歩く習慣です。忙しい人でも、通勤時に1駅手前で降りて歩く、あるいはエレベーターを使わないなど、ご自身の心がけで腸内環境を改善することができます。

プロバイオティクスとは

聞いたことがない方もいるかもしれませんが、プロバイオティクスとは「生きたまま腸に届いて人体によい影響を与える微生物、あるいはそれを含んだ食品」を指します。プロバイオティクスには、「生物機能学」という意味があります。この単語は、抗生物質を指すアンチバイオティクスの反対概念として生まれたものです。抗生物質は病原菌を殺す作用がありますが、巻き添えで善玉菌も減ってしまいます。これに対して、有益な細菌を生かしながら、健康増進に効果のある微生物をさらに積極的に活用しようという考えです。

現在、世界で活用されているプロバイオティクスの菌は50種類以上に上ります。その代表格が乳酸菌とビフィズス菌で、食品ではヨーグルト、乳酸菌飲料や納豆などです。

時代はシンバイオティクスへ

近年では、プロバイオティクスに加えて、「プレバイオティクス」という存在も注目されています。プレバイオティクスはプロバイオティクスの働きを促すもので、「腸内の善玉菌だけに働き、増殖を促したり活性を高めたりすることで健康に有益な物質」と定義づけられています。

具体的には、善玉菌の助けとなることで腸内環境を整えるオリゴ糖や、この章の前半で紹介した食物繊維などがあります。オリゴ糖はブドウ糖や果糖といった単糖類がつながってできたものです。いろいろな食材に含まれていますが、乳製品のガラクトオリゴ糖、野菜のフラクトオリゴ糖、大豆食品の大豆オリゴ糖などが知られています。

そして、プロバイオティクスとプレバイオティクスの両方を取り入れることを「シンバイオティクス」と呼んでいます。難しいことではありません。ヨーグルトを食べたり野菜や大豆食品を意識して食べたりする心がけが、シンバイオティクスです。

シンバイオティクスは医療にも応用され、手術で小腸を切除したことによる消化吸収障害である短腸症の患者にシンバイティクスを行ったところ、腸内の悪玉菌の数が減少して、全身の栄養状態が改善されたという医学的報告がありました。また、胆道がんの患者の場合は、悪玉菌が減ったことで手術後の感染性合併症が抑制されたとの報告もあります。

プロバイオティクスで快便

ヨーグルトや乳酸菌飲料が腸内環境の改善に貢献しているといっても、おなかの中のことであり、実感するのは難しいかもしれません。しかし、乳製品の働きは排便に顕著に現れます。

筆者は、下剤を使っても2週間に1度しか排便のない女性たちに、毎日ヨーグルトを300グラム以上食べてもらいました。結果はほとんどの人が1週間ほどで排便できるようになりました。乳酸菌やビフィズス菌のつくり出す酢酸や乳酸が腸を刺激し、蠕動運動が活発になった結果です。

ヨーグルトの効用は便秘の女性だけではなく、高齢者にも及びます。ある老人ホームでは、便秘のために自力で排便できない認知症の人に下剤を使用していましたが、そのために1日10回以上も排便することになってしまいました。

そこで、下剤のかわりにヨーグルトを1日250グラムずつ、20日食べてもらったところ、10人のうち6人で排便の回数が減り、2人は半減したという結果が出ました。

●乳酸菌とビフィズス菌

	乳酸菌	ビフィズス菌
特徴	・棲息数は大便1グラム当たり100万～1億個。 ・ブドウ糖などをエサにして乳酸を産生。 ・形は球または棒状で、26菌属400菌種以上が見つかっている。	・棲息数は大便1グラム当たり100億～1000億個。 ・ブドウ糖を主なエサにして、酢酸と乳酸を産生。 ・Y字や枝別れなど形は様々。40菌種がわかっていて、6種類は腸内に生息。
代表的な菌類	・サーモフィルス菌（ヨーグルトの基本となる） ・ブルガリア菌（アミノ酸やペプチドを産生。サーモフィルス菌を増やす） ・カゼイ菌（小腸の消化吸収を助ける） ・ラムノーザス菌（大腸の整備） ・ガセリ菌（ピロリ菌を抑制） ・デルブレッキー菌（腸内環境とコレステロールを調整）	・ビフィズス菌 ・ロングム菌（大腸で悪玉菌を減らして善玉菌を増やす） ・ブレーベ菌（大腸で悪玉菌を減らして善玉菌を増やす） ・ラクティス菌（腸内環境を整え、ポリアミン産生能を強化する） ・ビフィダム菌（コレステロールを吸収する）

ヨーグルトの賢い選び方

プロバイオティクスの代表ともいえるヨーグルトや乳酸菌飲料は、どのように摂取するのが効果的なのでしょうか。国内で市販されているそれらの商品は700品目以上あるといわれており、実際に店舗の売り場に立っても迷ってしまいますね。

一つの目安は、「トクホ（特定保健用食品）」です。ヒトが両手を上げて伸びをしているようなマークで知られています。トクホは、個々の製品ごとに消費者庁の許可を受けたもので、保健の効果（許可表示内容）を表示することのできる食品です。生きたまま腸に届くなど、おなかの調子を整えるのに役立つ特定の効果が科学的に証明されているという認定証のようなものです。

注意点は、同じ成分であっても含有量が違うだけで、マークの付いているものと、付いていないものがあることです。実は、トクホの指定を受けるのは事業者にとって官庁への手続きや費用がかさむため、あえてトクホとせずに製造販売されている商品もあるようです。基本的には同じ菌が入っていれば、同じ効果が期待できると考えてよいと思います。

ヨーグルトを効果的に摂るには

さて、迷って選んだヨーグルトでも、摂り方を間違うと、的確な効果を得られないことになります。

1日200〜300グラムの摂取を目標にするとともに、摂取のタイミングも重要になります。乳酸菌やビフィズス菌は酸に弱いという性質をもっているので、空腹時に食べると胃酸の濃度が高まった胃に入って〝討ち死に〟してしまい、腸まで生きて届かない確率が高まります。おやつや食前に食べるよりも、胃酸が薄まっている食事中や食後のほうがより効果的に腸まで届きます。もちろん、前述したプレバイオティクスのオリゴ糖や食物繊維の多いバナナ、サツマイモ、リンゴなどと一緒に摂るとより効果的です。

また、牛乳などの乳製品で下痢をする体質の方もいますが、その原因は「乳糖」への耐性です。ヨーグルトではその乳糖を乳酸菌やビフィズス菌の力で分解しているので、牛乳が苦手な人でもおなかを下すことなく食べられます。

和食を見直せば腸も元気に

腸内環境のバランスをよくすれば、健康面、美容面、老化抑制面などでも良い影響が出てきます。プロバイオティクスも有効ですが、日々の食事でも腸にいい食材を選ぶことができます。筆者は、和食の力を見直すべきと主張しています。

和食には、しょうゆ、みそ、酢、みりん、納豆など、多くの発酵食品が食材や調味料などとして使用されています。さらに、食物繊維という点でも、イモ類（サツマイモ、ヤマイモなど）、豆類（大豆など）、穀類（玄米など）、野菜（ゴボウ、レンコンなど）、きのこ類（シイタケ、エノキダケなど）、海藻類（メ

食物繊維は腸内細菌の強力な味方

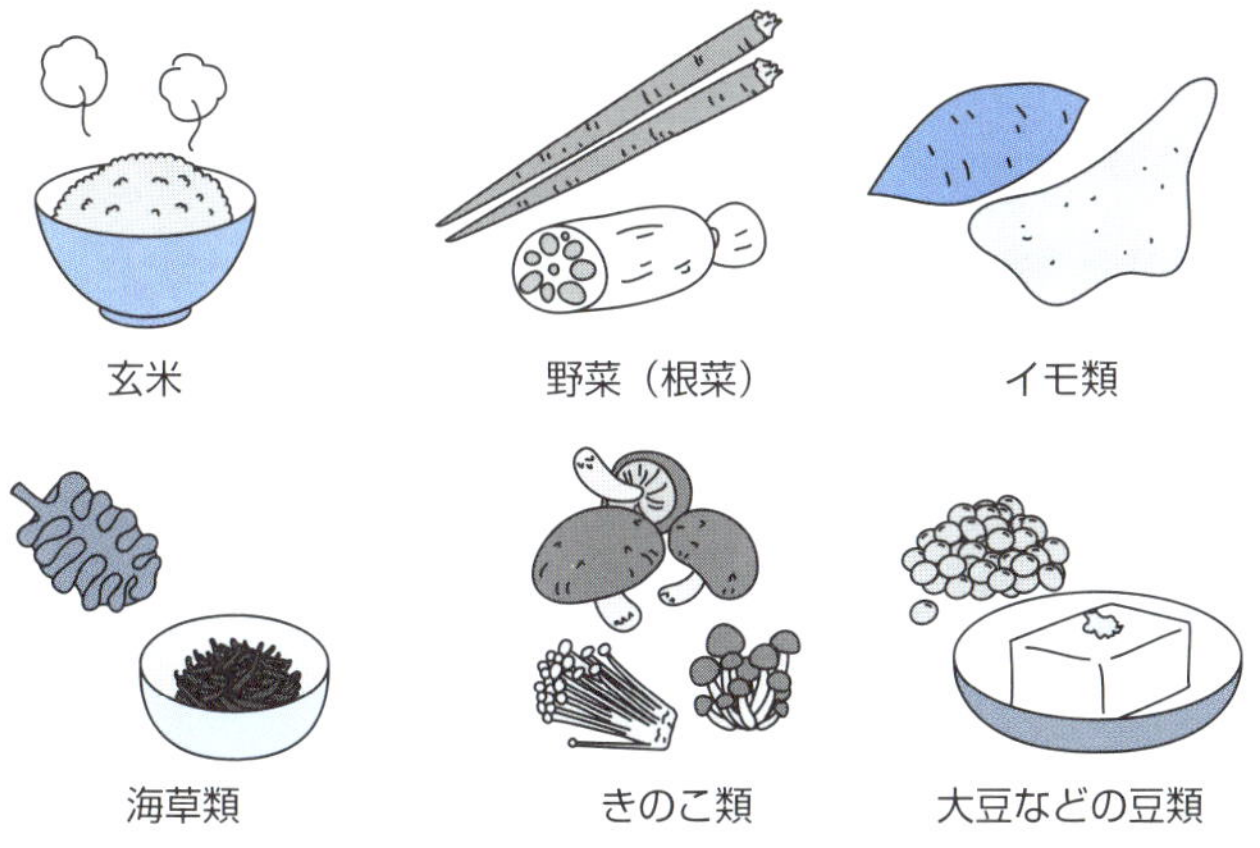

カブ、ヒジキ、ワカメなど）といった、腸内環境をよくしてくれる食材に恵まれています。

サツマイモは素晴らしい食材

サツマイモは水溶性食物繊維と不溶性食物繊維をほぼ均等に含む食材です。これを健康な女子大学生22人に、摂取開始前1週間を対照期とし、その後1週間単位で、サツマイモを1日３００g、０g、１００gと食べてもらったところ、対照期66・４（g／１日平均）であった排便量が３００gのサツマイモ摂取により約１・６倍に、１００g摂取により約１・５倍に増加しました。同様に排便回数も、その摂取量の増加に伴い増加、３００gの摂取でおなかの調子が改善され、大便が柔らかくなったと実感されました。また、膨満感には有意な変化はないことがわかりました。

それぞれの期間に腸内細菌の構成を解析すると、サツマイモ摂取により酪酸産生菌フェイカリバクテリウムを含む細菌群の占有率が有意に増加するという結果が出ました。

Chapter.5
腸内細菌と病気の関係

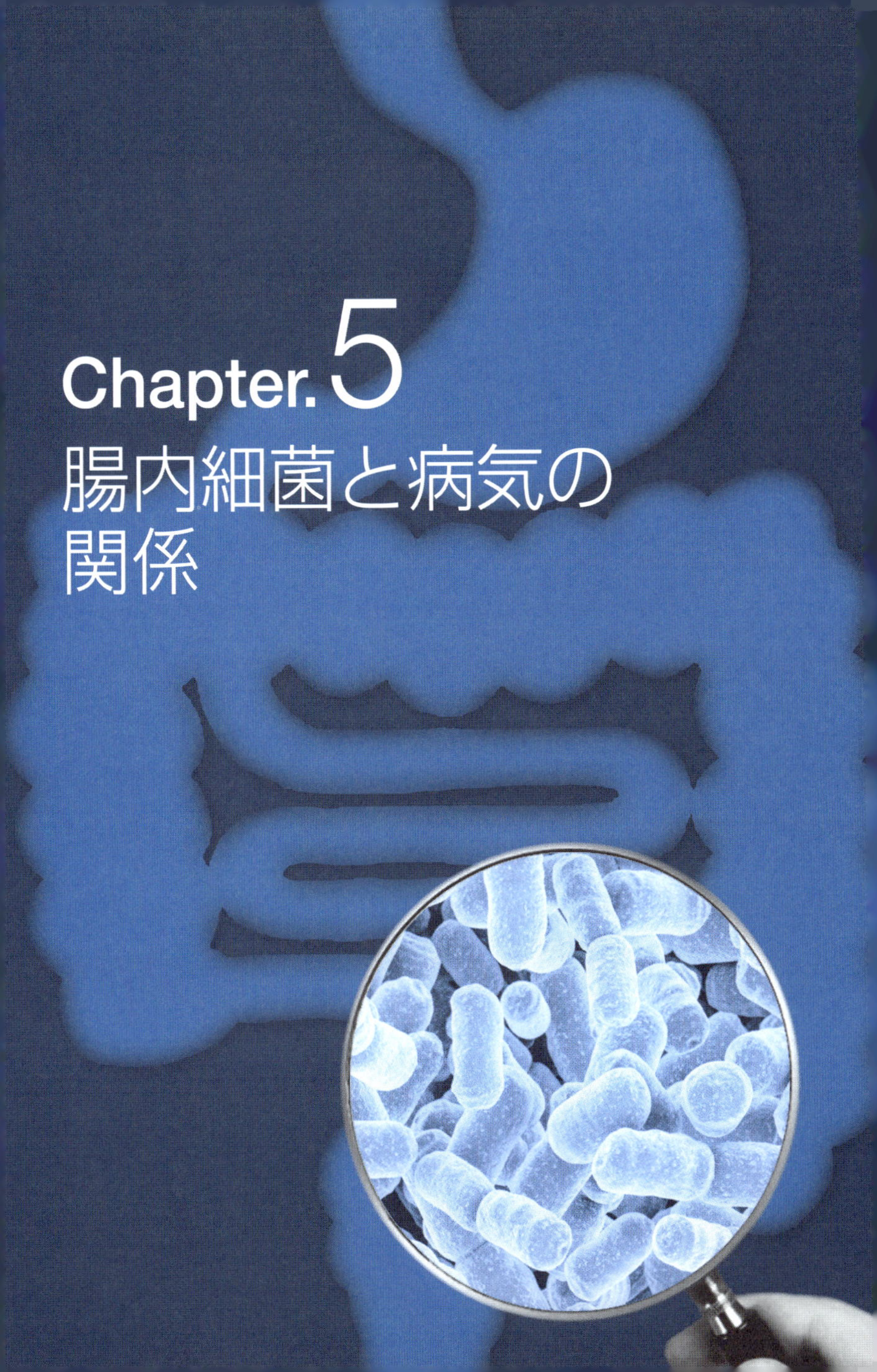

Section 18

がん

肉食過多ががんリスクを上げる

病気と腸内細菌の密接な関係

Chapter.4では、現代の社会で生きる人々の腸内環境を考えながら、よりよい腸内環境に整える生活のヒントを紹介しました。ここでは、さまざまな病気に腸内環境がどうかかわっているのか、どう改善していけるのかを解説します。

発酵と腐敗、どちらが優勢?

腸内環境は、善玉菌が多くて発酵が起こりやすいのがよい状態で、反対に悪玉菌が多くて腐敗が起こりやすいのが悪い状態です。

悪い状態を招く要因に便秘があることはこれまでも述べてきましたが、便秘になって大便が長く滞留していると、大便がクロストリジウム属などの悪玉菌のエサになります。悪玉菌が増殖すると、アンモニア、硫化水素、フェノール、メタン、インドール、スカトールなどの腐敗物質をつくり出します。大便がくさいというのは、その現れのひとつです。

肉食ががんのリスクを上げる

国立がんセンターのがん統計予測によると、大腸がんは、2015年の罹患《りかん》予測では罹患数において男女通じて1位、死亡数において肺がんに次ぐ2位でした。

突起状になったポリープががん化して発生するものが8割で、残り2割は粘膜への直接的な刺激が原因とされています。早期には自覚症状はなく、進行とともに血便や下痢と便秘の繰り返しなどの症状が起こってきます。大便による検診などの検査で早期に発見できれば、その後の経過は決して悪くありません。

2007年にWCRF（世界がん研究基金）とAICR（米国がん研究財団）が発表した報告書には、大腸がんのリスクを高める要因として「肉・加工肉の大量摂取」「野菜不足」「運動不足」「アルコールの多飲」があげられました。生活習慣の改善が大切という警鐘で、もちろん肉食のすべてが否定されるものではありません。

なぜ、肉食ががんのリスクを上げる要因になってしまうのでしょうか。少し長くなりますが、説明します。

がんの種に水をやらないで

がんは、発がん物質と発がん促進物質という2つの因子が作用することで発生します。発がん物質はがんのもととなる〝種〟で、発がん促進物質はそれを大きくする水や肥料のような関係です。発がん物質があっても、発がん促進物質がなければ大腸がんにはなりにくいのです。

肉類を摂りすぎると、脂肪を消化するための胆汁が胆嚢《たんのう》から多く分泌されます。通常の量なら肝臓に吸収されていくのですが、量が多すぎた場合は肝臓で回収できずに大腸に流れていきます。ここで、クロストリジウム属という悪玉菌が胆汁を発がん促進物質に変えてしまうと考えられています。

腸内ダメージががんを呼ぶ

さらに問題となるのは、腸粘膜そのもののダメージです。2009年に米国の研究チームが、腸内細菌のバクテロイデーテスの一部が大腸がんの発症に深くかかわることを発表しました。バクテロイデーテスには毒素をつくるタイプとつくらないタイプがありますが、毒素タイプは下痢を誘発したり大腸炎を発症させたりと腸にダメージを与え、大腸におけるがんの発生も促進しているということでした。

肉の脂肪部分過多の食生活を続けていると、腸内で毒素が蔓延して腸へのダメージが高まり、大腸がんが進行するという流れがみえます。

１９９０年代以降、分子生物学的手法の開発により、ヨーグルトによるがんの予防効果だけなく、そのメカニズムも解明され始め、どのような腸内細菌が含まれたヨーグルトで効果があるのかわかってきました。

乳酸菌では、ラムノーザス菌ＧＧが大腸がんを促進する酵素の活性を下げることがわかっています。ビフィズス菌でも、ロングム菌ＢＢ５３６（以下ＢＢ５３６）という特定の菌株にがん予防効果があることが明らかになってきました。ラットの飼料に発がん性物質を混ぜたうえで、ＢＢ５３６を加えたグループと加えないグループを比較したところ、ＢＢ５３６を摂っていたグループのがん発生率が抑えられました。

実はまだ、発がんを抑制するメカニズムについて詳細は突き止められていません。研究途上の分野ですが、ＢＢ５３６を投与することでその刺激により腸内のビフィズス菌が増えて腸内環境が良くなると、がん発生を促進するさまざまな物質の生成が抑えられているとも考えられます。これからの研究成果が待たれます。

乳がんにも効果？

近年、大腸がん以外のがんにも腸内細菌がかかわっている可能性が示唆されています。２００４年に米国ワシントン大学などの研究チームが調べたところ、乳がんが見つかった２２９６人の女性と見つかっていない７９５３人の女性について抗生物質の使用頻度を調べたところ、使用頻度が高い人ほど乳がんによる死亡率が高いことがわかりました。

理由として挙げられたのが「腸内細菌による大腸内代謝」でした。抗生物質を多く服用すると、腸内でも抗生物質に耐性をもつ菌が優勢になり、腸内細菌叢のバランスが崩れてしまいます。それが乳がんにかかわるのではないかとみられているわけです。

乳がんに「大豆」は大事

厚生労働省特別研究班は、2003年に「日本における大豆、イソフラボン、乳がんリスクの関係」を発表しました。国内の女性2万人を対象に10年間追跡調査したものです。その結果、味噌汁を1日に3杯以上飲む女性の乳がん発症リスクは1杯未満の女性と比べて約40パーセント低減されることがわかりました。その後の研究で、味噌汁に含まれる大豆イソフラボンが腸内細菌の働きによってエクオールという物質に変わることで、女性ホルモンのエストロゲンの働きを代替したり、過剰な働きを抑制したりすることがわかってきました。エクオールをつくる腸内細菌としては、15種類が確認されています。これらの腸内細菌をもつ割合は日本では60％以上でしたが、大豆を食べる習慣のない欧米では20～30％でした。日本でも40歳未満の世代では、エクオールをつくる腸内細菌をもつ割合は欧米並みといわれています。和食を食べなくなった影響とも考えられています。

最近では、エクオールそのものやエクオールをつくる菌を入れたサプリメントも販売されていますから、利用してみるのもいいでしょう。

Section 19

糖尿病

血糖値に腸内細菌が影響

Ⅱ型糖尿病と腸内細菌の密接な関係

近年では、生活習慣病に対する腸内細菌の影響についての研究も進んでいます。生活習慣病とは、日常の習慣が病気の発症にかかわってしまうもので、高血圧症や脂質異常症、脳梗塞などが知られていますが、ここでは糖尿病と腸内細菌の関係をみていきましょう。生活習慣病の「代表格」ともいえる糖尿病患者の数は約900万人と推計され、予備軍を含めると2000万人以上ともいわれています。

糖尿病とは、血液中のブドウ糖(血糖)が多くなっている状態です。血糖値は膵臓から分泌されるインスリンというホルモンが制御していますが、インスリンの分泌が不足するのがⅠ型糖尿病、肥満などによってインスリンの働きが悪くなるのがⅡ型糖尿病です。Ⅰ型は体質によるところが大きく、子どものときに発症することが多い糖尿病です。日本人は、糖尿病患者の95%がⅡ型です。

この糖尿病分野でも腸内細菌との関係を研究した発表が相次いでいます。

健常者とは6万カ所で細菌の違いが

2012年、中国の深圳《しんせん》大学北京ゲノム研究所のチームが科学誌「ネイチャー」に発表した研究では、Ⅱ型糖尿病患者と健常者を合わせた成人345人の腸内細菌を採取し、DNA解析により腸内細菌バランスが調べられています。

結果は、患者と健常者との間に腸内細菌バランスに違いがあることが明らかになりました。また、Ⅱ型糖尿病と関連する特徴（遺伝子マーカー）が6万カ所以上見つかり

●糖尿病Ⅰ型・Ⅱ型

	Ⅰ型糖尿病	Ⅱ型糖尿病
発　症	子どもが多い	中高年が多い
体　型	やせ型の人が多い	肥満型の人が多い
治療法	インスリン注射	食事療法、運動療法が優先、必要に応じて薬物治療
原　因	膵臓でインスリンが生成されないことによる	遺伝的な要素に加え、肥満、運動不足などが加わる

ました。研究チームは、その中にはⅡ型糖尿病が発症するリスクを予測するときに利用できる遺伝子マーカーもあると結論づけています。

腸内細菌で糖尿病発症リスクがわかる？

２０１３年には、スウェーデンのヨーテボリ大学の研究チームも同じような研究を、やはり「ネイチャー」で発表しました。Ⅱ型糖尿病患者を含む平均年齢70歳の女性１４５人の腸内細菌を採取し、分析しました。

その結果、Ⅱ型糖尿病の女性では腸内細菌叢に独特な特徴が見られました。Ⅱ型糖尿病の女性では、ブドウ糖と脂肪の代謝において重要な役割を果たす酪酸を産生する腸内細菌の数が健康な女性に比べて減少していることがわかったのです。

研究チームは、「腸内細菌叢とⅡ型糖尿病の関連については不明な点が多いが、腸内細菌のバランスを解析することで、Ⅱ型糖尿病のリスクを予測する新しいモデルにつながる可能性がある」として、腸内細菌のＤＮＡ解析がⅡ型糖尿病の発症リスク予測において、肥満指数（ＢＭＩ）や腹囲の測定値よりも精度は高くなるだろうと述べています。

小腸から分泌されるホルモン、インクレチンの仕事

先述した研究報告は、腸内細菌のＤＮＡ解析を発症リスク予測につなげるものですが、すでに腸と一緒に糖尿病治療に貢献しているホルモンも注目されています。そのホルモン、インクレチンが腸の働きを助けてくれます。

インクレチンは小腸から分泌されているホルモンで、食事に応じて分泌されます。インクレチンは、食後に高くなった血糖値をコントロールするために、膵臓《すいぞう》のβ細胞からインスリンの分泌を促します。インクレチンはそれとともに膵臓のα細胞から分泌され血糖値を上げるホルモンであるグルカゴンの分泌を抑えるのです。血糖値を上げる要因を抑えて、血糖値を下げるインスリンを増やすという両面から糖尿病を牽制します。

連係プレーで糖尿病対策

インクレチンが働きかけるのは、膵臓だけではありません。胃に働きかけ、胃の動きをペースダウンさせて腸に送られる食べ物の量を調節するのです。急にたくさんの栄養が来なければ、血糖値が急に上がることも防げるというわけです。小腸が出すホルモ

ンが糖尿病をめぐる体内制御に一役買っているわけです。

小腸から出るインクレチンの作用を増強する薬剤も開発されました。インクレチン関連薬と呼ばれています。インクレチンの中でも血糖コントロールに重要な働きをするものをGLP－1といいますが、GLP－1と同じ働きをする薬(GLP－1受容体作動薬)や、GLP－1が分解されるのを防ぐ薬(DPP－4阻害薬)が糖尿病治療に用いられています。インクレチン関連薬は血糖値が高いときに作用し、低血糖が起こる危険がとても低いという特徴があります。

インクレチン分泌には、腸内細菌が関係しているのではないかという見方もあります。腸内細菌のサプリメント投与によって、インクレチンの分泌にどのような影響があるかを調べる臨床試験も進められています。

腸内細菌叢のバランスが崩れると…

日本発の研究もあります。順天堂大学の代謝内分泌内科学とプロバイオティクス研究のチームによるもので、2014年に学術誌「Diabetes Care」オンライン版に掲載されました。

腸内細菌叢のバランスが崩れると、腸管のバリア機能も低下してしまいます。わかりやすく言うと、腸内細菌などが腸管を突き抜けて血中へ移行しやすくなり、結果的に炎症性サイトカインの増加を促すことになります。

サイトカインとは、細胞から放出されるたんぱく質ですが、炎症性サイトカインが微小な慢性炎症を引き起こすことがⅡ型糖尿病の原因になるのです。

研究チームは、Ⅱ型糖尿病患者50人と患者ではない50人の腸内細菌叢を解析したところ、Ⅱ型糖尿病患者と患者ではない人に腸内細菌叢の総数に顕著な違いはなかったのですが、腸内細菌叢を構成する細菌の割合に違いがあることが判明しました。

血液中に腸内細菌が侵出して糖尿病に？

血液中に含まれる腸内細菌を解析したところ、血液中に腸内細菌が検出されたのは、患者ではない人で50人中2人名（検出率4％）だったのに対し、Ⅱ型糖尿病患者では50人中14人（検出率28％）という結果が出ました。

この結果から、日本人のⅡ型糖尿病患者では腸内細菌叢が乱れていることと、腸内細菌が腸内から血流中へ移行しやすい状態になっていることがわかりました。

Section 20

肥満

腸内細菌に太らせ役が⁉

メタボになる要因は腸内細菌にも？

生活習慣病の症状として、メタボリックシンドローム（内臓脂肪症候群）が知られています。おなかの周りに脂肪が蓄積した内臓脂肪型肥満が起こり、これに高血圧、脂質異常、高血糖のどれか1つでも併発していれば「メタボ」と診断されます。

メタボを引き起こす主な要因として、食生活の乱れ、運動不足、喫煙、飲酒、ストレスなどがあげられています。この分野で近年、腸内細菌との関係が注目されています。食事に気をつけたり、積極的に運動したりしているのになかなかやせられないといった人はいませんか？　腸内細菌の中には肥満を促す「太らせ細菌」とそれに対抗する「やせ細菌」がいることがわかってきています。

世界を驚かす論文発表

肥満と腸内細菌との関係は、動物レベルでは20世紀半ばには明らかになっていました。ニワトリやネズミに、ある種類の抗生物質を与えるとどんどん太っていきます。短期間で大きくできるので、畜産農家では利用することが増えていきましたが、実はその太るメカニズムは解明されていません。

一説では、抗生物質で乳酸菌など善玉菌の活動が抑えられることで、善玉菌がサポートするはずだった免疫システムも動きが鈍り、そこで消費されるはずだったカロリーが肥満化に向かうのでは、ともいわれています。

そして、2006年、腸内細菌が肥満に影響しているとする米国ワシントン学のジェフリー・ゴードン博士らの研究論文が「ネイチャー」に掲載され、世界の関係者を驚かせました。

腸内細菌には「太らせ役」がいる

研究では、肥満のマウスと通常マウスを対象に、腸内細菌をバクテロイデーテス類とファーミキューテス類に分けて分析しました。その結果、肥満のマウスにはファーミキューテス類が多く、バクテロイデーテス類が少ないことがわかりました。これはヒトの場合も同様で、肥満の人ほどファーミキューテス類が多く、バクテロイデーテス類が少なかったというものでした。

研究グループは、ファーミキューテス類の中に、消化されにくい多糖類までも分解してカロリーにする細菌があることを指摘しました。つまり、同じエサを食べたとしても高カロリー状態になり、太ってしまうのです。

一方のバクテロイデーテス類は、脂肪細胞への脂肪の取り込みを防ぐ短鎖細胞酸（酢酸など）をつくり出し、筋肉で脂肪を燃焼させて肥満を防いでいると推察されます。

腸内環境を整えれば肥満は改善する

また同じ研究で、無菌のマウスを2つのグループに分けて肥満マウスと通常マウスの腸内細菌をそれぞれに与えたところ、肥満マウス群では脂肪が47%増えたのに対し、通常マウス群では27%の増加でした。

ゴードン博士の研究はここにとどまらず、肥満の人に1年間食事指導をしたところ、バクテロイデーテス菌が増えて、やせた人に特徴的な腸内細菌バランスに近づいたということも発見しました。

ゴードン博士が行った研究はまだありま す。肥満の親をもつ双子のうち、1人が肥満、もう1人がやせ型という対象を集め、肥満体質が親から子に受け継がれたとき、そこに腸内細菌は関係しているのかを調べたのです。

実験の結果、双子のうち肥満の子は腸内細菌叢が母親と似ていること、やせた子は母親とは違う腸内細菌叢であることがわかりました。原因は食生活にあり、太りやすい体質は遺伝による、とされていた常識に一石を投じる研究となりました。

●「太らせ細菌」と「やせ細菌」

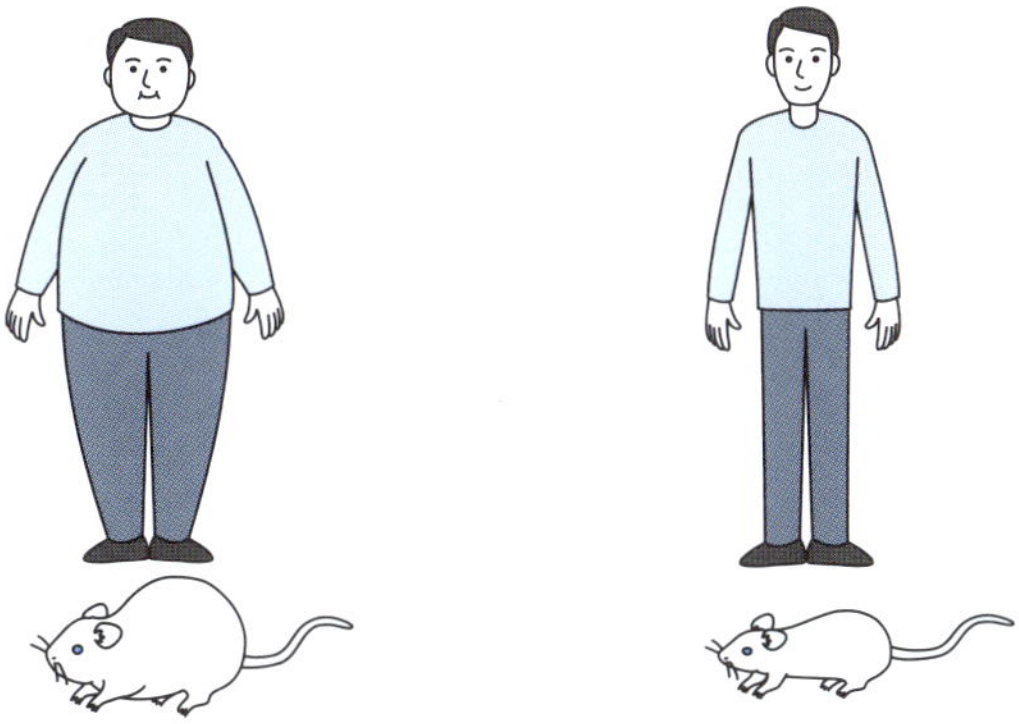
ファーミキューテス類が
多ければ肥満に
バクテロイデーテス類が
多ければやせに

日本発の〝肥満防止菌〟研究も

日本では、京都大学薬学研究科の木村郁夫研究員らの研究チームが、腸内細菌がつくり出す短鎖脂肪酸（酢酸など）が脂肪の蓄積を防ぐしくみを解明しました。この論文は２０１３年に「ネイチャーコミュニケーションズ」電子版に掲載されました。

研究チームは、脂肪組織に多く存在し、脂肪の蓄積を防ぐ働きのある「ＧＰＲ43」というたんぱく質に着目しました。

肥満の原因を発見

マウスを、①普通マウス、②ＧＰＲ43欠損マウス、③ＧＰＲ43過剰マウスに振り分け、それぞれに脂肪を多く含んだエサを与えました。その結果、ＧＰＲ43欠損マウスは体重と脂肪量が増加して肥満の傾向を示したのに対し、過剰マウスはやせる傾向を示し、脂肪を多く含んだエサを与えても肥満型糖尿病になりにくいことがわかりました。これにより、ＧＰＲ43が肥満を抑えたと判断されました。

ここまでの研究で、肥満とＧＰＲ43の関係がわかったのですが、研究チームはそこに腸内細菌がかかわっているのではないかと、試験を進めました。無菌状態のマウスでGPR43欠損マウスとGPR43過剰マウスをつくって、同様の試験をしたところ、両社の脂肪量に差が表れませんでした。このことから、GPR43は腸内細菌がいないと機能しないことがわかりました。さらなる分析で、GPR43は腸内細菌がつくる短鎖脂肪酸で活性化され、脂肪細胞に脂肪酸が蓄積することを防ぐことが明らかになったのです。

健康生活の応援団「善玉菌」

研究チームは、「過度な食事によって過剰なエネルギーが得られたとき、腸内細菌がつくり出す短鎖脂肪酸が増えることによってGPR43が活性化して、脂肪組織に過剰なエネルギーが蓄積されることを防ぎ、筋肉によるエネルギー消費を増やす方向に誘導することで肥満や代謝機能の異常を防ぐ」と結論付けています。

短鎖脂肪酸は多くの腸内細菌が産生しますが、特にビフィズス菌が多くつくります。肥満防止には過剰なエネルギー摂取を控えて運動することがベストですが、腸内にその応援をしてくれる腸内細菌がたくさんいれば一層の効果が期待できるでしょう。

Section 21

過敏性腸症候群

ストレスで悪玉菌優位の腸内環境

おなかだけでなく全身に影響

過敏性腸症候群についてはChapter.2でも触れましたが、あらためて取り上げます。

この病気は、おなかの痛みや不快感と慢性的な下痢や便秘などを伴います。男性では下痢型が、女性では便秘型が多い傾向にありますが、それにとどまらず精神面や全身に症状が及びます。

【消化器系症状】腹痛、下痢、便秘、膨満感、おなかが鳴る、残便感、ガス感

【精神症状】不安、抑圧感、不眠

【全身症状】頭痛、疲労感、めまい、背部《はいぶ》痛

●過敏性腸症候群になると…

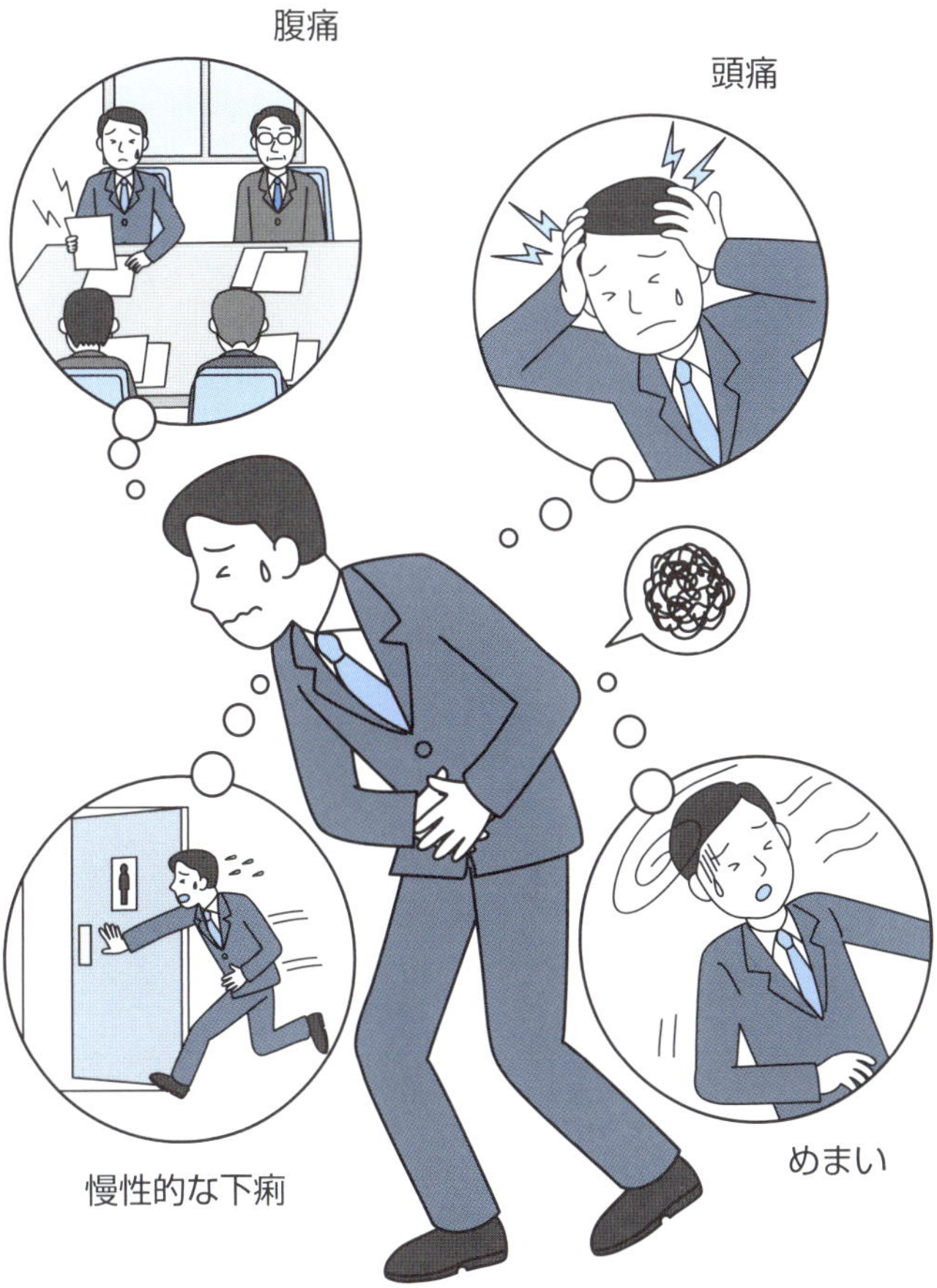

ただちに命にかかわる病気ではありませんが、下痢の場合だけ取り上げても常にトイレのことを考えなければならない、通勤・通学で電車などに乗るのが非常に不安、その結果、出社・出席にかかわるなど、生活の質（QOL）の面で大きなマイナス要因となります。不眠やめまいなどを併発するとさらに深刻な状況となり、普通の日常生活に大きな支障が出てしまいます。

原因はストレスが筆頭

過敏性腸症候群を発症する原因は、完全には明らかになっていません。腸の世界は未知な部分が多いのです。一般的には、何らかのストレスがあるとストレスホルモンが脳下垂体から出され、その影響で腸の動きに異常が起こるという順序でおなかの調子が悪くなります。

大腸がんや、難病の潰瘍性大腸炎などと違って、検査で視覚的に確認できる異常がないことが特徴としてあります。医療機関にかかっても整腸剤などの対症療法をするしかなく、根本的な解決にならないことで悩みが深くなる人もいます。

負のスパイラルに突入する危険

そして、下痢や便秘が繰り返されることで、腸が刺激に対して過敏に反応してしまうようになります。これを「知覚過敏」といいます。健康な状態ならば気にならないほどの腹痛や一時的な下痢であっても、神経系が過敏に反応して脳のストレス反応を引き起こしてしまうのです。本書でも説明した「腸脳相関」です。それにより、腸の症状が悪化されていくという悪循環に陥ってしまいます。

過敏性腸症候群は、心身症ともいえます。「つらさ」「怒り」「悲しみ」といった感情を抑えることがストレスとなり、身体や精神面の症状として現れてしまうのです。

どうコントロールするか

過敏性腸症候群の多くの人々は内服薬を服用しているのですが、それにより症状が緩和すると、おなかが痛くなかったときの生活を続けようとします。しかし、生活習慣や考え方が変わらなければ、解決を先送りしているに過ぎません。そればかりか、ますます無理を重ねることで、胃などほかの臓器の不調や頭痛などにもつながってしまいます。

過敏性腸症候群になったときには、薬剤を適切に管理したうえで、どのような症状があるのかを冷静に分析しながら、何より「ストレスへの対応」を考えていくことが大切です。自分の症状がどのような状況で出るのかを把握し、ストレスの原因から自分を遠ざけられるのであればそうする方法を考えることです。

一方、それが避けられないとすれば、自身の考え方を転換して、状況のとらえ方を変えて自分へのストレスとしない、発散のしかたを模索するなどの方法が有効です。自分にプレッシャーをかける生活から、ゆったりしたペースで生活や仕事ができるようになれば、症状の改善にも役立ちます。

腸内環境の改善も必要

下痢や便秘が続く人の腸内は腸内細菌のバランスが悪く、悪玉菌が優勢となっています。ストレスが加わったときに生じるバクテロイデーテスのような菌もおり、腸内環境は悪化の一途をたどることになってしまいます。

症状に対応するには、ヨーグルトや乳酸菌飲料の摂取が有効ですし、野菜やイモ、豆類、海藻類、果物などの摂取を意識することも大切です。

Section 22

アレルギー

花粉症、アトピー性皮膚炎に腸内細菌が力を発揮

アレルギーとは「免疫の暴走」

「アレルギー」とは、実は割合に新しい概念です。免疫システムのバランスが崩れて暴走した状態をいい、50年ほど前にはまだほとんど語られることはありませんでした。しかし、現在では国民の3分の1が何らかのアレルギーをもっていると推定されます。工業化・文明化とアレルギーは、密接な関係にあるとされています。

体に入ってきた異物を攻撃して殺したり、排除したりしようとする働きを「免疫」といいます。これは生きていくために欠かせないシステムですが、この免疫の力が強くなりすぎると、反応しなくていい物質や刺激に過剰に反応してしまうことになります。病原菌やウイルスだけではなく、本来は無害である食品や花粉などにも攻撃をしかけている状態がアレルギーです。結果的に、自分の体を攻撃することになってしまいます。

腸内細菌がアレルギーを抑える

腸内細菌は、アレルギー症状と大きく関係があります。腸が「免疫の総司令部」といわれていることはChapter．3で説明しました。免疫システムのうち60％以上は腸に集中しているのですが、特に乳酸菌やビフィズス菌といった善玉菌がその免疫システムの働きに大きな影響を与えているからです。

腸内細菌の特定の成分が免疫細胞から突き出た「トル様《よう》受容体」と結合することによって免疫細胞に刺激が伝わり、免疫細胞はその情報をもとに免疫反応をどのような方向に働かせて体を守るかを判断すると見られています。

ヒトへの研究でも有効性証明

免疫システムのバランスが崩れてアレルギー症状が出てしまうのは、腸内で悪玉菌が優勢になって腸内環境が乱れていることが大きな原因です。そのことを確かめようと世界中で研究が進められていますが、私も花粉症患者を対象に2004年と2005年に日本で試験を行いました。

ビフィズス菌入りのヨーグルトを食べることによって花粉症の改善効果があるのか、腸内環境との関係はあるのか、ということを調べたのです。

「BB536」という強い味方

試験は2004年に行い、軽度から中程度の花粉症患者40人を2グループに分け、片方にはビフィズス菌の1種である「ロングム菌BB536（以下BB536）」を含むヨーグルトを、もう片方のグループにはBB536を含まないヨーグルト（プラセボ＝薬に似せた、実際には効果のないもの）を、それぞれ1日200グラム、1月から4月までの14週間食べてもらいました。

BB536を選んだのは、これまでの研究で、日本人なら誰でも持っている菌で、腸内細菌叢のバランス改善や下痢予防、がん予防、血中コレステロールの低下作用などさまざまな良い機能を持つことがわかっているからです。

効果の確認は、くしゃみ、鼻水、涙など6つの自覚症状を5段階に分けて点数化する方法と、アレルギー発症の指標である血中マーカーを採血により調べる方法で行いました。

血中マーカーでも効果確認

結果は、すべての自覚症状においてＢＢ５３６群のほうが、プラセボ群よりも症状が軽くなっていました。目や鼻の症状に顕著な改善が見られ、「目のかゆみ」は3分の1に低下しました。

また、血液検査でもＢＢ５３６群で、Ｔ細胞バランスの指標となるＴｈ１マーカーのインターフェロン－γ（ＩＮＦ－γ）の減少が抑えられ、体のどこかで炎症が起きているときに上昇する血中マーカー（好酸球比）の上昇は低く抑えられました。

粉末化サプリでも効果は同じ

さらに翌年には、ヨーグルトのほかの菌の影響を排除するために、ＢＢ５３６を粉末にしたサプリメントを用いて花粉症患者44人に前回と同じ方法で試験を行いました。患者を半数ずつに分け、それぞれＢＢ５３６の粉末（５００億個／包）群とプラセボ群としました。

結果は、前年同様すべての項目でＢＢ５３６群が症状を軽減しました。また、プラセボ群の4割で症状がつらくなって薬を服用したのに対し、BB536群では9割が薬を使用しませんでした。血中マーカーの変化も前年と同様傾向でした。

強敵バクテロイデーテスにも対抗

このときに新しくわかったことは、腸内細菌叢への影響です。BB536群では腸内細菌の乱れが抑えられました。これまでも花粉症の時期にはバクテロイデーテスの勢力が強まることは明らかでしたが、この試験ではプラセボ群ではバクテロイデーテスが4倍以上に増え、ビフィズス菌は半分ほどに減っていました。

一方、BB536群では、バクテロイデーテスの増加は約3倍でビフィズス菌はわずかに増加しました。ビフィズス菌の増加はBB536を外部から摂ることによって、もともと腸内にいたビフィズス菌が刺激されて増加した結果と考えられます。

これらの増減は腸内細菌叢の勢力図で見ると顕著で、プラセボ群ではバクテロイデーテスの占有率が10%近くに上昇したのに対し、BB536群では5%程度と約半分に抑えられました。

バクテロイデーテスは、ストレス発生時に増える性質があります。善玉菌を援護するためにも、過労や睡眠不足などの生活ストレスを減らすことが大切です。

アトピー性皮膚炎発症も予防可能

アトピー性皮膚炎の発症や抑制に腸内細菌が関与することについては、多数の研究成果が報告されています。フィンランドのツルク大学の研究グループが2001年に医学誌「ランセット」に発表したのが、ラクトバチルス・ラムノーザス・GG株（LGG）という乳酸菌についての研究でした。

本人あるいは家族にアレルギー症状のある妊婦132人を2グループに分け、片方には出産2〜4週前からLGGの入ったカプセルを与え、出産後6カ月間でも摂取してもらいました。もう1つのグループにはプラセボを摂取してもらいました。

両グループで、生まれた子が2歳になるまでにどれだけアトピー性皮膚炎を発症するかを観察しました。

妊娠中からの摂取で子どもの発症を抑える

結果は、LGG群でのアトピー発症率が23％だったのに対し、プラセボ群では46％となり、LGG群の優位が明らかになりました。

母親がアレルギー体質でも妊娠・授乳中の腸内環境を整えることによって、生まれてくる子のアトピー性皮膚炎発症を抑える可能性が高まるということです。

一方で、乳酸菌やビフィズス菌を摂るだけでアトピー性皮膚炎が治るとはいえません。予防や症状の緩和に有効であるととらえておけばよいでしょう。

Section 23

感染症

乳酸菌やビフィズス菌がインフルエンザにも効力を発揮

人類の敵・感染症に立ち向かう

人類は有史以来さまざまな感染症の流行悩まされてきました。ペスト、梅毒《ばいどく》、コレラ、チフス、結核、天然痘《てんねんとう》――。最近では、エボラ出血熱が世界を震撼とさせました。致死率の高い「ペスト」の場合、14世紀にヨーロッパで大流行し、死者数は2000万～3000万人と推定されました。これは、当該地域の人口の3分の1～3分の2に相当する数で、いかに深刻な事態だったかがわかります。

20世紀前半には「スペイン風邪」が猛威をふるい、世界レベルでの死者は5000万人とも1億人ともいわれています。

しかし、われわれ人間は絶滅しませんでした。その大きな力となったのが、感染症に立ち向かう「免疫力」です。

カゼイ菌シロタ株はインフルエンザ対策に有効

近年、乳酸菌やビフィズス菌には免疫力をアップさせる効果があるとする研究が進んでいます。乳酸菌は免疫系で重要な役割を果たす免疫細胞のマクロファージやリンパ球の働きを活性化することがわかっています。動物実験では、インフルエンザウイルスを投与したマウスに、乳酸菌の一つである「カゼイ菌シロタ株」を与えるとインフルエンザにならないという結果も出ています。これは、ヒトに対しても有効であることが示されています。また、139ページでも説明したビフィズス菌のＢＢ536が、インフルエンザの感染予防にも明らかな効果があることがわかっています。

免疫調整力は年齢を重ねるごとに低下していき、感染症に感染するリスクも高くなりますが、この点に着目した試験があります。27人の高齢者に6週間ＢＢ536の粉末（1000億個／包）を摂取してもらい、3週間目にインフルエンザウイルスを摂取、その後で2つのグループに分けて一方にはＢＢ536の粉末を、もう一方にはプラセボをそれぞれ14週間摂ってもらいました。

BB536がインフルエンザから守る

その結果、BB536群ではインフルエンザを発症した人がいませんでしたが、プラセボ群では35％がインフルエンザに罹患しました。また、インフルエンザではなかったが熱は出た人ではBB536群では15％だったのに対し、プラセボ群では57％でした。

血液検査をしてみると、BB536群では免疫を担う細胞が増えていました。外部から侵入した細菌を殺す好中菌、ウイルスに感染した細胞を体内で殺すNK細胞の増加が認められたのです。この結果、BB536にインフルエンザなどの感染症を予防したり軽減したりする働きがあると考えられます。

特に、子どもや高齢者は積極的に乳酸菌やビフィズス菌を含むヨーグルトや乳酸菌飲料を摂ることが大切です。

Section 24

心の病気や認知症など

腸内細菌がつくった前駆体がカギを握る!?

「サイコバイオティクス」って!?

Chapter.3でも触れましたが、腸内環境が脳の状態に影響しているということがわかってきました。うつ病や気分障害など脳に関係する病気が現れたとき、「腸脳相関」を利用して治療しようという「サイコバイオティクス」の研究も進んでいます。

腸の状態が精神状態に影響するという説は100年以上前からあったといわれますが、特に近年は注目度が上がっています。腸内細菌は、神経伝達物質や代謝物などに働きかける化合物を通して脳に作用しています。

うつ病の発生メカニズムはまだはっきりとわかっていませんが、脳の中で感情をコントロールしている神経伝達物質であるセロトニンやドーパミンなどが足りなくなって生じる病気だと考えられています。この2つを腸内細菌がつくっていることはCh apter．1で説明しました。

セロトニンで「うつに勝つ」

ヒトの脳は無数の神経細胞で構成されていて、神経細胞同士は神経伝達物質を介してさまざまな情報を伝え合っていますが、ストレスや疲労がたまり体が弱ってくると、落ち着きや睡眠にかかわるセロトニン、集中力や判断力を保つのに必要なノルアドレナリン、快感などを増幅するドーパミンの機能が低下してしまいます。その結果として感情をうまくコントロールできなくなり、うつ状態を招いてしまうのです。

セロトニンは体内の90％が腸内細菌により合成されて腸内に貯蔵され、脳にあるの

●3つの神経伝達物質

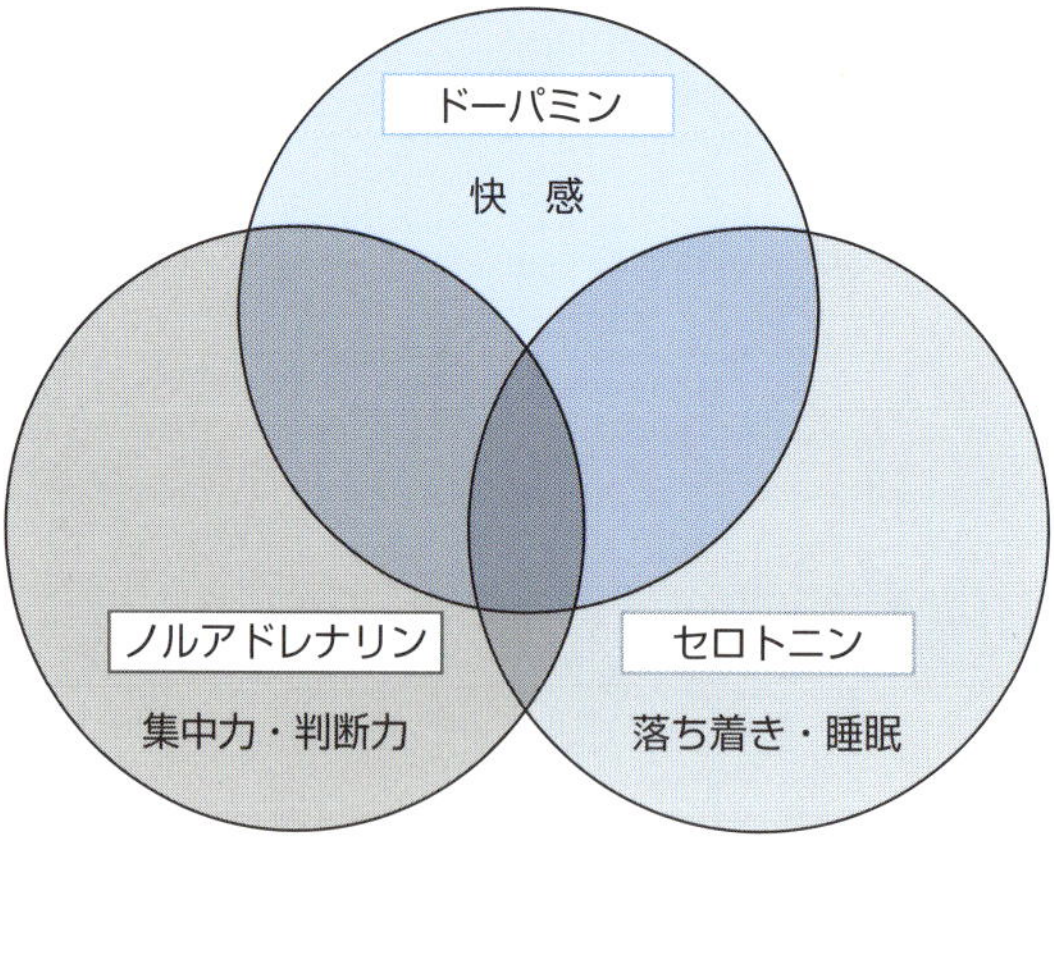

は2%ほどです。おもしろいのは、この2%が脳に届いたときにはまだ〝完成品〟のセロトニンではないということです。

前駆体で関門突破

完成品でない理由は、セロトニンが完成品の状態のままだと、脳の入り口にある血液脳関門（BBB）を通過できないからです。そのため、腸内では前駆体（セロトニンの場合は5HTP）というパーツをつくり、それを送ります。前駆体をつくるには、トリプトファンというアミノ酸を原料として、ビタミンMやビタミンB3、ビタミンB6などが必要となりますが、これらビタミン類を合成しているのもまた、腸内細菌です。腸内細菌がつくった前駆体というパーツで送られてきたセロトニンは難なく血液脳関門を通過し、脳内でセロトニンの完成品となるわけです。

動物実験で解明進む

腸内細菌とこれらの物質の関係について、動物を対象にした研究が多数行われています。アイルランドのコーク・カレッジ大学の研究報告によると、ビフィズス菌の一種であるインファンテス菌を投与したネズミでは、トリプトファンが増加したということです。原料供給が安定すれば、前駆体の産生も安定します。

また、同大学の他の研究では、無菌マウスは成長後に脳のセロトニン濃度が低下しており、その傾向は特にオスに顕著だったという報告もあります。腸内細菌の役割の大きさが推察されます。

●腸内細菌がつくった前駆体がセロトニンを脳内へ

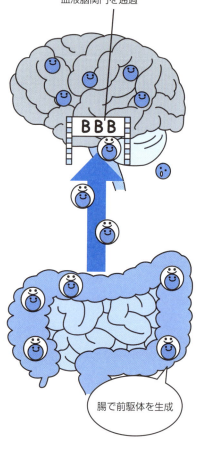

腸内環境のバランスを常に整えることは、セロトニンやドーパミンなどの神経伝達物質が安定して産生される下地を整えることになり、めぐりめぐって、うつの緩和や予防にもつながるのです。

パーキンソン病、認知症も腸内細菌が防ぐ？

脳に関する病気として、パーキンソン病があります。パーキンソン病患者は脳内のドーパミンが枯渇してしまい、情報伝達に支障が出て症状が引き起こされます。アルツハイマー型認知症でも、アセチルコリンという神経伝達物質が減少することで認知機能に支障が出ることがわかっています。

腸内細菌の活性化でこれらの神経伝達物質がきちんと供給され続ければ、パーキンソン病やアルツハイマー型認知症を抑制すると考えられるわけです。

自閉症にも腸内細菌叢が関係

腸内細菌と脳機能との関係についての研究は進歩がめざましく、近年は人間の治療への応用にも研究分野が広がっています。

たとえば、自閉症の子どもには悪玉菌を含むクロストリジウム属が多いことがわかっています。ある臨床報告では、クロストリジウム属の増殖を抑える抗生物質を用いた治療を行ったところ、自閉症の症状が大きく改善されたとされています。

自閉症はさまざまな生活局面で、対人的あるいは対社会的なコミュニケーション活動をしなければならないときに不具合が生じる障害です。しばしば、親の育て方や子どもの暮らす環境がその原因だと決めつけてしまう風潮もありましたが、現在では自閉症は先天性の脳機能障害であり、育て方や環境が原因ではないという説が主流になっています。

最近の研究では、米国コロラド大学などのグループが、マウスに人為的な操作を加えて神経発達障害を発生させ、自閉症的な症状をつくったうえで腸の状態を調べたところ、腸内細菌叢が通常マウスとは異なっていました。このマウスにバクテロイデス属の一種であるフラギリス菌を与えたところ、ほかのネズミと積極的にコミュニケーションをとるようになり、自閉症の症状の一つである反復運動が減少したといいます。

自閉症を改善するメカニズムなどの解明はこれからの課題ですが、腸内細菌との関係性は証明されたとみられています。

Chapter. 6
腸と腸内細菌の未来

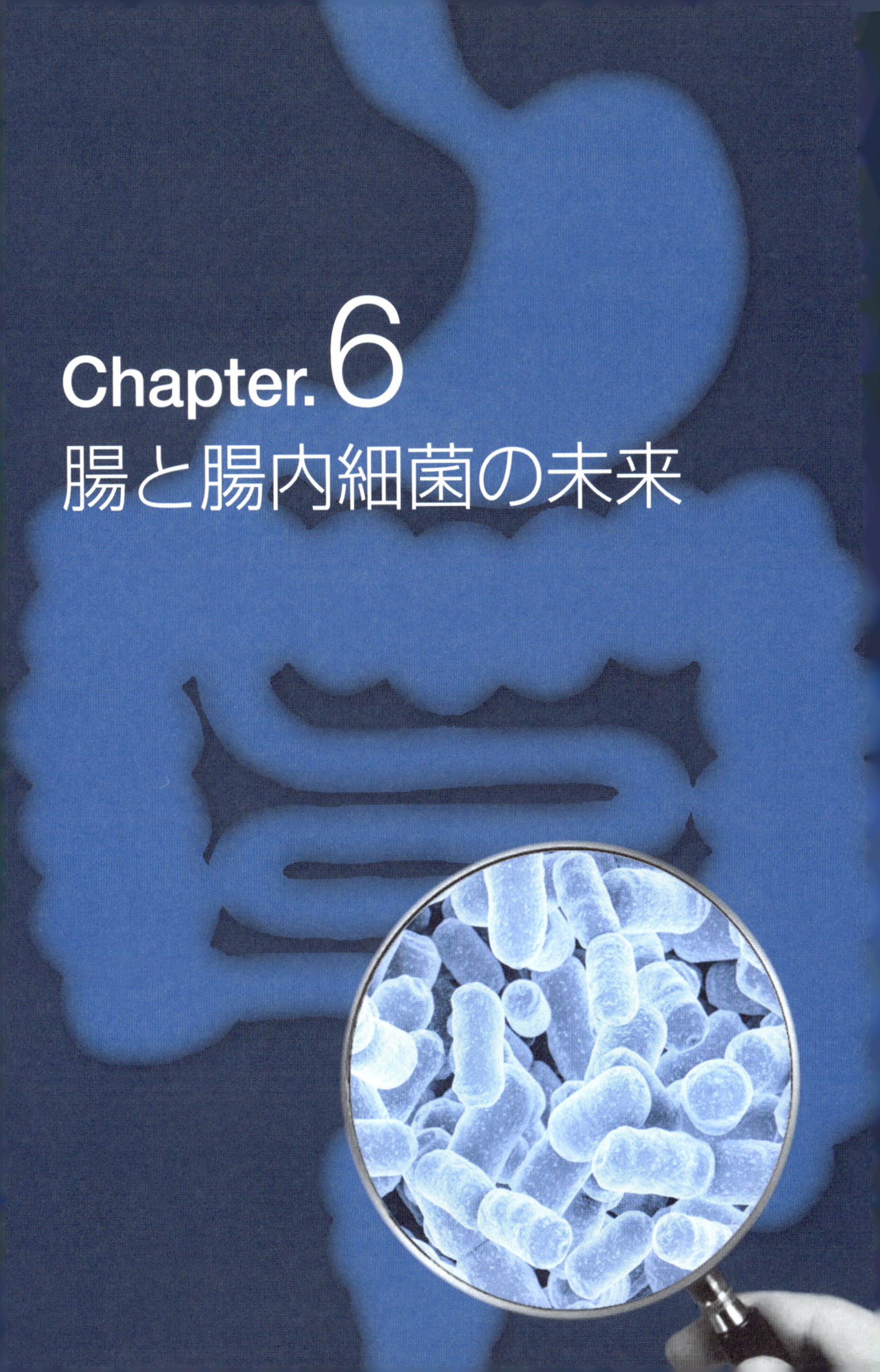

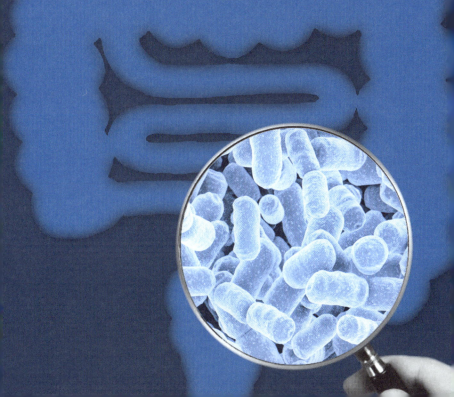

腸内細菌研究の歩み

Section 25

理研で始まった本格的な腸内細菌研究

果てしない腸内細菌研究スタート

1973年、筆者が東京農工大学大学院生のとき、研修生として理化学研究所で嫌気性菌についていろいろ教えてもらうことになりました。最初の半年間は、毎日、培地づくりの連続でした。あまり苦にはなりませんでしたが、いつになったら実験をやらせてもらえるのかな、と思ったこともありました。横で、当時、研究室の主任研究員であった光岡《みつおか》知足《ともたり》先生が、「培地づくりは重要な技術で、将来、きっと君の役に立つから頑張りなさい」と励ましてくださったことが昨日のことのようです。

その光岡先生から「君に手伝ってほしい」という要請があったのを機に、筆者は大学院を中退して理化学研究所に就職し、光岡先生に直接師事することになりました。先生から与えられたテーマは、「ヒトの大腸がん発症に関与する腸内細菌の探索研究」でしたが、その基礎になる嫌気性菌の取り扱い、保存などを徹底的に教え込まれたのが筆者の研究推進に役に立ったのは言うまでもありません。

独自の研究法こそ価値がある

筆者がヒトの腸内細菌研究をスタートした1970年代はすでに、10種類の培地や、生育のためには高い嫌気性環境を要求する腸内細菌を網羅的に培養可能とした「プレートイン・ボトル法」を光岡先生が独学で考案され、腸内常在菌の培養法(光岡の法)を確立された時期でした。腸内細菌の解析が培養法で可能になり、その技術の習得によって、そこに存在する微生物集団を正確に把握できたのです。

ここで筆者が学んだことは、「独自の意味ある研究方法を確立してこそ、『価値ある研究の華』が咲く」というものでした。

新属・新菌種命名を目論んで

1980年代になると、細菌を菌種レベルで同定する(分類上の所属を決める)という研究に熱中するようになりました。ヒトの腸内から細菌を分離して、培地をつくって培養し、培養した菌の形状や糖分解性などの性状検査を行って菌種レベルで同定するという、これもたいへんな根気のいる仕事でした。

これをすべて一人で行うのは非常な苦しみでしたが、一方で、毎日がとても楽しい充実した数年間でした。その間、ヒトの糞便から約4万5000株もの腸内常在菌を分離して性状検査をし、菌種レベルでの同定を黙々と行っていました。

筆者は、この間に収集した腸内常在菌の菌株のうち、未分類の菌株であった約1万5000株を、理化学研究所の生物系統保存施設(Japan collection of Microorganisms：JCM)に持ち込んで再分類し、新属・新菌種として命名提案しようと目論んでいました。

培養を介さない腸内細菌解析

筆者のJCMでの仕事が軌道に乗り始めた1992年、茨城県つくば市にある社団法人農林水産先端科学技術研究所(STAFF研)から、4つある牛の胃袋のうち第1胃に常在する「ルーメン菌」という細菌の研究を手伝ってくれないかという申し出がありました。牛が草だけを食べて、あの巨体を維持しているのは、第1胃にいるルーメン菌が草を分解し、増殖した菌の菌体成分であるアミノ酸を牛が吸収して栄養源にしているからなのです。牛の胃内には数百種類もの細菌が住みついているのですが、培養可能な細菌は当時なんと5％以下ということでした。

筆者はＪＣＭの分類室室長になったばかりで仕事は多忙をきわめており、ＳＴＡＦＦ研に一度は断りましたが、光岡先生とＳＴＡＦＦ研の加藤泰丸理事長のぜひにとのすすめで、とうとうチームリーダーとして研究に参加しました。

転換点となったＳＴＡＦＦ研での研究手法

結局、毎週月曜日に筑波に通い研究を手伝うことにしました。研究内容は、培養を介さない分子生物学的手法による常在菌の多様性解析というものでした。

実際は、ルーメン菌の大部分は培養法では把握できず、どうしてもその遺伝子を基にした分子生物学的な手法が必要なのです。そこでは、若い研究者とともに苦しみもがいて新しい手法を学び（実際は教えてもらうことばかりでしたが）、それをルーメン菌の多様性解析に応用することにしたのです。

このＳＴＡＦＦ研での研究手法が、筆者の将来を決めた転換点といえるのかもしれません。

培養不可能ではない

優秀な若手研究者を集め、遺伝子組み換えによって、繊維分解力が強く、定着力の強いスーパールーメン菌の開発、それを利用したルーメン菌の解析が重要な研究課題を実施させていただきました。ここで、数多くの研究成果を世に問うて、ルーメン菌研究の新時代を切り開く役割を少しでも担えたと自負しています。

STAFF研での培養を介さない手法による細菌の把握はそれまで〝ゴリゴリの培養派〟であった筆者の研究手法を変えざるを得ない状態になったのです。

分子生物学的手法による腸内細菌の多様性解析について、先鞭《せんべん》をつけたのは筆者のグループとフランスおよび英国のグループですが、多くの海外の研究者は微生物学者ではなく、その大部分は分子生物学者で腸内細菌の遺伝子のことしか知りません。しかし、腸内細菌というのは生き物であって、細菌の構造や機能を知るには培養がどうしても必要です。そこで筆者は若手研究者に分子生物学的手法を用いるにしても、まず、培養法を学び、自分の腸内細菌をすべて培養してからにすべきだと教え続けてきました。

彼らは我慢して、培養法と非培養法に2本立てをうまく駆使して、研究のあり方を確立してくれたのです。

培養できない細菌のことを「培養不可能」と呼ぶこともあるようですが、私たち細菌学者は「不可能」という言葉は使いません。そう言った瞬間、敗北を宣言するに等しいからです。「いつかは培養してみせる！」という気概も込めて、これらの腸内細菌とのにらめっこを継続しています。

腸こそ「第一脳」かもしれない

最近、腸内細菌が宿主（腸内細菌を宿す本人）の各臓器、血液や尿内の代謝物に影響していることがわかってきました。これまで困難とされてきた生体内代謝物の測定に、メタボロミクスが有効であることが示唆され、腸内細菌によって誘導された血液中や尿中の代謝物の測定にメタボロミクスが用いられるようになりました。

さらに、腸と脳の間の双方向のシグナルは生体の恒常性維持に重要であり、神経、ホルモン、免疫レベルにおいても制御されているのです。これらのシステムの攪乱《かくらん》はストレス反応や行動における変化にも直結しており、脳の発達や行動にも腸内細菌が関与していることも報告されています。

脳内代謝物と腸内細菌にも関係が

こうしたなか筆者たちの研究グループは、これまで未解明であった腸内細菌と脳の「腸脳関係」を網羅的に初めて明らかにしました。すなわち、遺伝的な偏りをなくすために、兄妹交配させて誕生した無菌マウスのオスを、無菌状態で育てたマウス（GF）と、生後4週目に通常動物の〝盲腸便カクテル〟を飲ませて腸内常在菌を有する通常マウス（CV）の2群に分け、滅菌水や滅菌飼料などを使って同じ条件で育て、7週目に両群のマウスから、大脳皮質を回収して、メタボローム法により脳内代謝物の網羅的解析を行ったのです。

大脳皮質に含まれる代謝物196成分を両群で比較したところ、代謝物のうち23成分（行動と関連深い神経伝達物質であるドーパミン、総合失調症との関連性ありとするセリン、多発硬化症やアルツハイマー発症に関連性ありとされるN-アセチルアスパラギン酸など）は、GFマウスのほうがCVマウスより高濃度であり、逆に、15成分（神経伝達物質の前駆物質である芳香族アミノ酸、てんかん発症と関連あるらしいピペコリン酸、乳児の脳機能発達に関与しているらしいN‐アセチルノイラミン酸など）は、GFマウスのほうがCVマウスより低濃度であることから、腸内常在菌が脳内代謝物の産生促進・減弱に関与していることを明らかにしたのです。GFマウスに多かった成分には、大脳皮質のエネルギー代謝に関係する物質が含まれており、明らかに、GFマウスのほうがCVマウスよりも大脳のエネルギー消費が大きいのです。

本成績のみでは、脳の活性化や脳の病気にかかわっている神経伝達物質と、腸内細菌の詳細な関係についてはまだ分析されていませんが、脳の健康や疾病、発達と衰弱、学習や記憶、行動などを研究推進するうえで大きな意義があると確信しています。

今後、腸内代謝物と同様にノートバイオート動物（既知菌種・菌株投与動物）を駆使して、さまざまな腸内代謝物に及ぼす菌種・菌株レベルでの解明が望まれているのです。

Section 26

国民の健康に腸内細菌を役立てる

腸内細菌で医療費抑制・病気予防

人類の健康も病気も、腸と腸内細菌から

いまや、腸の研究は医療研究のトップランナーとなり、世界中から腸に関する新しい研究結果が続々と発表されています。21世紀は「腸の時代」といっても過言ではないでしょう。今世紀に入ってから腸、そして腸内細菌に関して飛躍的に研究が進んだことで、大腸は病気の発生源である一方、腸内細菌をコントロールできれば健康の発信源になることが明らかになりました。

まさに、健康の維持・増進の基本は大腸にあるのです。

医療費抑制と国民の病気予防に腸内細菌を役立てたい

急速な高齢化と飽食によって生活習慣病患者が増え続け、国民医療費はすでに40兆

●図表1　医療費削減に役立てる腸内細菌データベース構築

国民医療費総額 40兆円、うち高齢者医療費は 28兆円

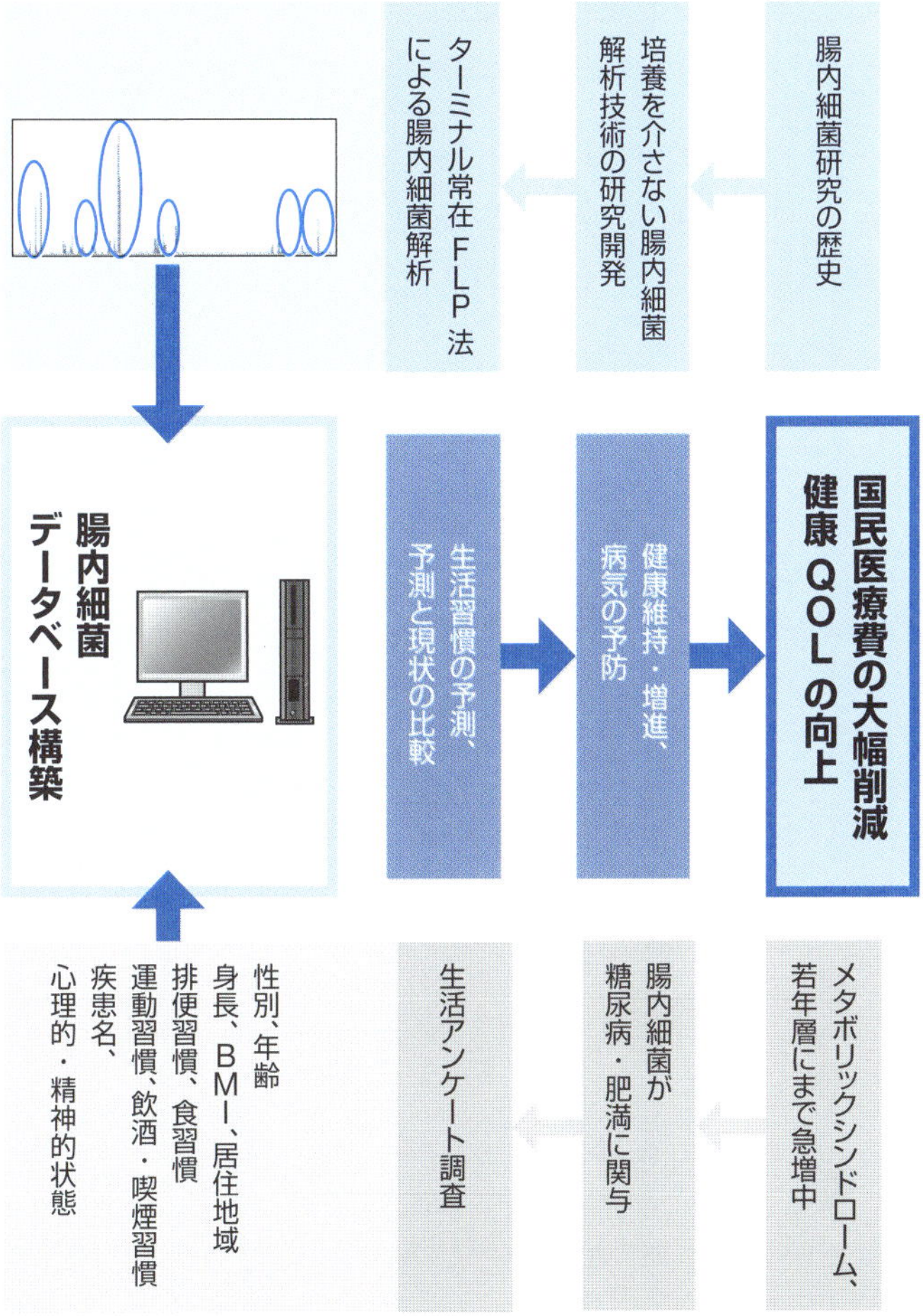

円を超え、国家財政を大きく圧迫しています。そこで、国民のQOL（Quality of Life：生活の質）を大きく損なわない「予防医学的手法」の開発が切望されていますが、いまだ具体的な突破口は見いだされていません。

筆者は、2009年3月末に理化学研究所バイオリソースセンターを定年退職しました。そして、理化学研究所と産業界からの強力なバックアップによって、同年4月から同研究所和光地区に、辨野特別研究室を立ち上げさせていただきました。ここでは「個人別の生理・代謝機能を計測・評価する技術システムの構築」に基づいたヒト腸内細菌データベースを構築しています。

簡単に言いますと、腸内環境を検査することで、個人ごとの健康度を測定するシステムをつくりあげるのです。つまり、腸内細菌解析の成績と人々の生活特性との関連性を解明して、完成した「腸内細菌⇕生活特性」のデータベースを駆使して、生活習慣と病気への罹患を予測し、現状の比較の実施を可能としているのです。腸内細菌の成績が国民の健康管理の向上と疾患リスクの軽減に貢献し、やがては健康QOLの向上に結びついていくことでしょう。これらの試みは健康予防効果を促進して、これからも増え続けるであろう国民医療費の大幅な抑制を強く後押しするはずです（図表1）。

新手法で安価に分析、人々の生活改善の始まり

このような取り組みのために多くのサンプルを分析するには、培養法では困難です。
そこで、培養を介さない分子生物学的手法のひとつである「ターミナル－RFLP法」を用いて腸内細菌の多様性解析を行うことにしました。これは、大便から腸内常在菌の16SリボゾームRNA遺伝子を取り出し、5'末端に蛍光色素を着けて、PCR反応により遺伝子の増幅を行い、特定の制限酵素で、特異部位（遺伝子配列）を切断し、それをDNAシークエンサーで解析する方法です。何より、個々人の腸内細菌の類似性を見ることによって、群分けすることが可能になったのです。

この新しい手法には、24時間で多数のサンプルの腸内細菌解析を可能にし、安価に解析できるという強みがあります。またすでに、高齢者と健常成人のパターンの違いや、年齢や性別、居住地域や食生活、運動習慣などと健康状態の関係などが明らかになっています。今後、さらに何万人という人々の腸内細菌を解析し、さまざまなパターンに分けることができれば、健康な腸内細菌パターンと同時に、病気になりやすい腸内細菌パターンがわかるのではないかと考えています。

これによって、健康管理・疾病予防のための個人ごとの生活改善が始まるのです。

腸内細菌の状態が疾患リスクを軽減し、やがてはQOL向上に

数年間の取り組みにより、現代日本人3220名の腸内細菌の構成と、143項目に及ぶ属性(年齢、性別など)や食生活、生活習慣、運動習慣などのアンケート調査を実施し、腸内細菌と食生活・生活習慣との関係を検索したところ、ヒトの腸内細菌のパターンが、食生活や生活習慣などによって、8グループに分類されました(図表2)。

そこで、腸内細菌解析の成績と生活特性との関連性を解明し、完成した腸内細菌ー生活特性データベースを駆使して、生活習慣の予測および罹患予測と現状の比較を実施が可能となるでしょう。つまり、腸内細菌の成績が健康維持・増進および疾患リスクの軽減に結びつき、やがては健康QOLの向上に結びついていくのです。これらの試みは健康予防効果を促進し、これからも増え続けるであろう国民医療費の大幅削減に貢献するものと確信しています。

Section 27

腸内細菌8大グループ

生活特性で分類できる腸内細菌

腸内細菌の8大グループ

筆者は多くの被験者から大便を集め、腸内細菌のパターンと生活特性とのデータベースをつくってきました。その結果、構成している腸内細菌にはその人の生活特性が強く出ることがわかりました。たとえば、飲酒や喫煙の有無、ヨーグルトや乳酸菌飲料を摂っているか、便秘はあるかといった生活の特徴から、腸内細菌の構成が決まってくることがわかり、これを前述の通り図表2の8つのグループに分けることができました。

研究がさらに進めば、生活習慣に応じて腸内環境をどのように整えればよいかといったこともわかるはずです。まずは、自分のおなかの中がどんな腸内細菌の状態になっているのかを知ることが大切です。

●図表2　腸内細菌の8大グループ

グループ	属　性	主な腸内細菌
1	・喫煙・飲酒なし ・便秘気味 ・BMI標準内の60歳以上の女性群	・ルミノコッカス ・クロストリジウムⅥ＋Va ・バクテロイデス
2	・乳酸菌を摂取 ・BMI標準内の59歳以下の女性群	・クロストリジウムⅢ＋XⅧ ・ルミノコッカス、ユーバクテリウム
3	・喫煙・飲酒なし ・野菜・海草・魚介類・納豆摂取 ・BMI標準内の60歳以上の女性群	・ルミノコッカス ・クロストリジウムⅠ ・ユーバクテリウム
4	・BMI標準内の女性群	・クロストリジウムⅪ＋Va ・フソバクテリウム ・ユーバクテリウム
5	・野菜・海草・魚介類・納豆摂取する群	・クロストリジウムⅪ＋Va ・ユーバクテリウム ・ストレプトコッカス ・アクチノマイセス
6	・便秘ではない59歳以下の男性群	・クロストリジウムⅪ＋Va、ユーバクテリウム、ルミノコッカス
7	・喫煙・飲酒あり ・野菜・海草・魚介類・納豆摂取 ・BMI標準外の60歳以上の男性群	・クロストリジウム ・ラクノスピラ ・セレノモナス
8	・喫煙あり ・BMI標準外 ・59歳以下の男性群	・クロストリジウム ・フソバクテリウム ・ラクトコッカス

心理的・精神的状態に影響を与える腸内細菌

筆者は、これまで解明し得なかった「腸内細菌の構成と生活特性との関連性」に関する研究を開始しました。多数の被験者より収集された大便を用いた腸内細菌解析と生活特性調査により得られた成績を「データ・マインディング手法」を駆使して、それらの相関性を探る試みを行っています。

これは、健常人3220名（20～92歳）の腸内細菌の構成と心理的・精神的状態に関する40項目のアンケート調査の関連性を検索すると、ヒトの腸内細菌のパターンが図表3の8グループに分類されるものです。

この解析により、心理的・精神的状態の予測や将来の健康状態を把握でき、個人ごとの健康維持・増進や病気予防などに利用することも可能になると考えます。

腸内細菌の多様性解析の進展は、宿主が有する腸内細菌の役割に大きく貢献しています。腸内細菌がいかに生体防御機能をコントロールし病気予防に関与しているかについて、腸内細菌という視点からとらえて、健康のあり方を探ることは重要なことです。

各種刺激に反応して体の防衛反応や抵抗が見られるのですが、この刺激が過剰に加

●図表3　データ・マインディング手法で得られるヒトの腸内細菌パターン

グループ(人数)	心理的・精神的状態	主な腸内細菌
1 (797名)	1カ月間、身体的によくない 60歳以上の女性群	・ファーミキューテス類 ・ルミノコッカス ・クロストリジウムⅥ＋Va ・バクテロイデス　など
2 (193名)	心理的・精神的にすぐれない、 59歳以下の女性群	・クロストリジウムⅢ＋XⅧ ・ルミノコッカス ・ビフィズス菌 ・コーリオバクテリア ・ユウバクテリウム ・アクチノマイセス　など
3 (397名)	全体的に健康状態はよいが、1カ月間気分がすぐれないこともある 60歳以上の女性群	・クロストリジウムⅠ ・ユウバクテリウム ・ルミノコッカス ・バクテロイデス　など
4 (476名)	認められる心理的・精神的影響なし	・クロストリジウムⅥ＋Va ・フソバクテリウム ・ユウバクテリウム ・ルミノコッカス ・バクテロイデス　など
5 (322名)	心理的・精神的状態が良い場合と悪い場合がある	・クロストリジウムⅥ＋Va ・ユウバクテリウム ・連鎖球菌 ・アクチノマイセス
6 (441名)	睡眠の質があまりよくない 59歳以下の男性群	・ルミノコッカス ・スラキア ・コリンゼラ ・ゴルドニバクター
7 (482名)	健康状態がよく、朝の目覚めがよい 60歳以上の男性群	・クロストリジウム ・ラクノスピラ ・セレノモラス ・パラバクテロイデス ・ラクトバチルス　など
8 (112名)	自己健康評価はよいが、1カ月間気分がすぐれなかった 59歳以下の男性群	・ロゼブリア ・ラクトコッカス ・連鎖球菌 ・バチルス　など

わると、体は十分に対応できずにひずみが起こります。生体に加わる刺激を「ストレッサー」といい、疲労、飢餓、細菌感染などの生物的なものから、寒さ、暑さ、打撃などの物理的なもの、薬物などの化学的なもの、さらに緊張、不安、怒りや過密、騒音などの精神的・社会的なものにまで多岐にわたります。このストレッサー過多で交感神経を発動させますので、副交感神経系の機能が低下し、腸管運動や消化液分泌が低下します。

たとえば、NASA（米国航空宇宙局）が有人宇宙飛行計画の進行時、宇宙飛行訓練において精神的ストレスが相当生じるせまい船内に長期間宇宙飛行士を閉じ込めた後、宇宙飛行士の腸内細菌を調べたところ、ユニフォルミス菌が増加することや、逆にブラウテイアプロダクツスが減少していました。一方、ロシアにおいても宇宙飛行士の腸内細菌が調べられ、飛行中、乳酸桿菌やビフィズス菌が減少し、大腸菌群およびのウェルシュ菌が増加したと報告されています。ストレス条件下で異常増殖する腸内細菌は、腸内で有害物質の生成、あるいは栄養成分の奪取というような腸内代謝を通じて、体内でストレスの影響を与え続けているのです。継続的なストレスは腸内細菌のバランスを乱し、特に、ビフィズス菌や乳酸桿菌の減少が有害菌の生育を促進してしまうため、それらによる免疫機能低下で感染症発現のリスクが高くなると考えられます。

Section 28

腸内細菌の効能解明の進展

21世紀は、腸と腸内細菌の時代

次々と明らかになる腸内細菌の効能

ひと昔前は、10年で一歩前進だった腸内細菌の研究ですが、近年ではそのスピードが格段にアップしています。

最近では腸内細菌叢のバランス破綻が喘息《ぜんそく》を悪化させることにつながるというしくみが解明されたり、細菌がつくる酪酸《らくさん》が「制御性T細胞」というアレルギー反応を抑える免疫細胞を増やすことが明らかになったりしています。

遺伝子分析をする「マイクロビオーム」はその最先端で、これまでの菌を1株ずつ育てて菌種を特定していた培養法にかわる画期的な方法です。この方法なら、分離や培養が難しい腸内常在菌でも、菌種や菌種間の関係を明らかにできるかもしれません。

一方で、ある菌の培養がたとえ難しいとしても、その菌の機能を解明するためには従来型の培養法も重要なことに変わりはありません。この種類の研究は日本人が得意とする分野なので、確実に新しい腸内細菌の世界を解明していきたいと思います。

腸内細菌研究の足元

腸内細菌研究の進展におけるボトルネックがあることも事実です。たとえば、被験者から得られる大便サンプルの収集には、大便を安定的に保管するための保存・輸送液や輸送キットの開発が不可欠です。筆者の経験からも、大便サンプルをどのように保管するのかが重要な課題なのです。たいていはマイナス80度の冷凍庫を使用しますが、保管法によって検出される腸内細菌の構成にも影響を与えてしまいます。

腸内細菌研究の現実は、構成している腸内細菌のうち、培養可能な細菌からのデータを主体に考えられています。ところが、現在培養可能な腸内細菌は全体のたった30～40％に過ぎず、大部分は培養困難な細菌です。この培養困難な細菌を「集落非形成菌」と呼んでいますが、現在用いられている培養法・培地では対応できない腸内細菌が大部分であることを十分に知っておく必要があります。したがって、このような新しい腸内細菌の分離技術の開発が求められているのです。

さらに、腸内細菌研究に欠かすことができないモデル動物、無菌動物やノートバイオート動物は、維持管理に多大な設備および運用費用が必要となります。

以上のような課題の解決がまず必要と考えているのは、筆者一人ではないように思います。腸内細菌研究の足元というべき課題は、まだまだたくさんあるのが現実です。

腸内細菌の全容解析は解析コストが高く、腸内細菌による新しい代謝物質の生成機構の解明に有力なツールであるメタゲノム解析や網羅的な代謝物質の体内動態解明に用いられるメタボローム解析においてさえ、腸内細菌の大部分が培養困難であるために、それらが産生する未知代謝産物が生成される反応機構も不明になっているのです。

今後、これらの課題が解決されることは間違いないでしょう。もし可能となれば、機能性の高い食品素材の評価やプロバイオティクスという「健康に寄与する生きた微生物」の開発も進展するでしょう。また、腸内細菌による免疫コントロールの道が構築されるものと確信しています。

Section 29

次世代の研究者の育成

研究とは、「和」の営み

未知の世界、腸内細菌

ここまでで、腸はただ単に栄養を吸収するだけの臓器ではなく、ヒトの健康に関して重要なカギを握る臓器だということが理解していただけたと思います。

しかしそれなのに、全部で1000種以上といわれている腸内細菌の多くは未解明で、一説には1万7000種いるというデータもあるくらい複雑な構造をしているのです。したがって、たとえ次世代型シークエンサーを使用したとしても、大部分の未知菌種・菌属はヒットせず、既存菌属・科の情報を頼りに解明しているに過ぎないのです。なんという謎を秘めた世界でしょうか。

今後も、未知の腸内細菌の秘めたる能力、機能性などが世界中でさらに研究され発表されていくでしょう。研究を促進するためには〝培養法への依存〟が新しい時代のさきがけとなると確信します。わが国は受け継がれてきた培養法の伝統を生かしていかなくてはなりません。その培養法も、これまでの方法と異なる手法を考案すべきでしょう。

今までにない見地を大切に

この点について、筆者は、メンブランフィルター(0・22マイクロメートル)を用いた「微生物の新しい培養法」を考案しました。つまり、複雑な群集構造をしている腸内細菌群をどうのように把握するのかが大切です。腸内ではA菌がA'という物質を産生し、それがB菌の生育促進に関与する。B菌が出すB'という物質がC菌を抑制するという「共生・拮抗の世界」をつくりあげているのです。その機序を利用して、培養困難な細菌を取り出すことも可能となるのです。さらに、腸内細菌の培養時間は48〜72時間ですが、緩衝《かんしょう》作用の強い培地を考案し、1週間以上培養を続けますと、これまでの世界とは異なる腸内常在菌が出現してくるのです。

このように、今までにない見地から腸内常在菌の謎を解き明かす新しい解析方法や機能を見極める手段を開発していくことが大切です。

腸をよく知り、腸内細菌のバランスを改善すれば健康的な生活が過ごせますが、腸内細菌を研究する者としては研究の成果を生かし、より多くの人たちの健康増進に役立てたいのです。

次世代の研究者たちへ

そして、次世代の研究者の育成も、今後の腸内細菌研究の発展には重要な課題といえるでしょう。筆者が教え子たちに伝えているのは、「研究というのは和の営み」ということです。どんな新しい発見をするにせよ、いろいろな人の力、総合力が新しい研究領域をつくっていくということです。腸内常在菌という一つの細菌研究も、別の研究や違う分野で派生、拡散することによって、さらに大きな領域へと広がっていきます。研究者というのは、新しいことを発見することはもちろん大事ですが、お互い協同し合って何かを見つけだすことや学問の新しい領域を構築することも重要なことになります。新しい発見を次の世代のさらに新しい発見へとつなげることはとても大事なことなのです。

そして、その新たな発見を自分だけのものにせず、どんどん解放し、いろいろな人を巻き込んで領域を広げていくことが重要でしょう。次世代の研究者たちのため、世界中の人たちに新発見を使ってもらえる環境をつくるのも、われわれ現世代の研究者の大事な使命と心に常に言い聞かせています。

従来の「腸内細菌学」は、細菌分類学を背景にして、いわば「知るための研究」でありました。一方、腸内細菌解析によって確立した健康管理法が、予防医学と手を携えて進むことで人々の健康に結びつく研究である、という意味では、「知る」という科学の営みを超えた研究分野といえるでしょう。

いまや、腸内細菌の構成と機能の解明により、新たな研究領域に拍車をかけ、人々の健康のありようさえも変えうる力になるか否かの分岐点にあるのです。

か行

英数字・記号

あ行

た行

さ行

な行

は行

ま行

や行

ら行

■参考文献

『からだの中の外界　腸のふしぎ』上野川修一
（ブルーバックス、講談社）

■著者紹介

辨野《べんの》　義己《よしみ》

1948年8月28日 大阪生まれ
国立研究開発法人理化学研究所 イノベーション推進センター 辨野特別研究室（特別招聘研究員）
農学博士（東京大学） 酪農学園大学獣医学群特任教授
専門領域：腸内環境学、微生物分類学
日本臨床腸内微生物学会理事、日本獣医学会評議員、（社）全国発酵乳・乳酸菌飲料協会理事、日本無菌生物・ノートバイオロジー学会理事、（（公）日本健康•栄養食品協会 学術アドバイザー、（財）ヤクルトバイオサイエンス研究財団評議員、国際嫌気性グラム陰性無芽胞桿菌分類命名小委員会委員

【受　賞】
日本獣医学会賞(1986年) 、日本微生物資源学会・学会賞 (2003年)、文部科学大臣表彰•科学技術賞（理解増進部門）(2009年)

【主な著書】

「健腸生活のススメ」（日本経済新聞出版社）、「見た目の若さは、腸年齢で決まる」（PHP研究所）、「大便通」（幻冬舎）、「整腸力」（かんき出版）、「大便力」（朝日新聞出版）、「一生医者にかからない菌活のはじめ方」（マイナビ）、「腸をダマせば身体はよくなる」（ソフトバンク）、「腸を鍛えれば頭はよくなる」（マキノ出版）、「腸がスッキリすると絶対やせる！」（三笠書房）、「腸内細菌革命」（さくら舎）、「菌活で病気の９割は防げる」（実業之日本社）、「腸内細菌が寿命を決める！」（ぱる出版）、「免疫力は腸が決める！」（角川新書）、「自力で腸を強くして一生健康！」（宝島社）、「腸内フローラ　改善レシピ」（河出書房新社）、「腸を整えれば病気にならない」（健康人新書）、「自力で健康になる30の法則」（宝島社）など多数。

●特典がいっぱいのWeb読者アンケートのお知らせ

C&R研究所ではWeb読者アンケートを実施しています。アンケートにお答えいただいた方の中から、抽選でステキなプレゼントが当たります。詳しくは次のURLのトップページ左下のWeb読者アンケート専用バナーをクリックし、アンケートページをご覧ください。

C&R研究所のホームページ　**http://www.c-r.com/**

携帯電話からのご応募は、右のQRコードをご利用ください。

編集担当 ： 吉成明久　　カバーデザイン ： 秋田勘助（オフィス・エドモント）
写真 ： ピクスタ

SUPERサイエンス
腸内細菌の驚愕パワーとしくみ

2016年5月9日　　初版発行

著　者　辨野義己
発行者　池田武人
発行所　株式会社　シーアンドアール研究所
本　　社　新潟県新潟市北区西名目所4083-6（〒950-3122）
東京支社　東京都千代田区飯田橋2-12-10日高ビル3F（〒102-0072）
電話　03-3288-8481　　FAX　03-3239-7822
印刷所　株式会社　ルナテック

ISBN978-4-86354-198-6　C0047